特殊儿童音乐治疗丛书

脑瘫儿童的音乐治疗

北京市残疾人康复服务指导中心
王芳菲 唐瑶瑶 编著

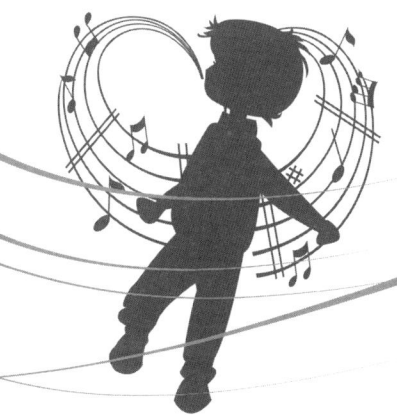

华夏出版社
HUAXIA PUBLISHING HOUSE

序言一

现代音乐治疗在中国的传播和应用有三十余年的历史,目前正处于发展阶段,有一批音乐治疗师酷爱音乐治疗这一专业,并在不同的领域默默工作,潜心研究,为民众的身心健康保驾护航,其中就包括本书的两位编著者——王芳菲、唐瑶瑶。就年龄来说她们可谓年轻,就从业时间及其临床服务经历上来说却称得上资深。近几年来,她们在北京市残疾人康复服务指导中心的各位同仁的支持下将系统的音乐治疗引入特殊儿童康复服务,积累了丰富的经验,难能可贵的是,她们能够将自己的知识和工作实践总结出来分享给大家,让更多的音乐治疗专业人士借鉴。

正如大家所了解的,在特殊儿童的康复治疗方法中,以改善特殊儿童生理、心理障碍和社会功能,使之获得健康而有质量的生活状态为目标的音乐治疗越来越受关注。研究表明,音乐对特殊儿童的身体发展、语言促进、认知发展、情感和意志发展、个性发展、社会性发展诸方面有显著的改善作用。

脑性瘫痪简称"脑瘫",是自受孕开始至婴儿期非进行性脑损伤和发育缺陷所导致的综合征，主要表现为活动障碍及姿势异常。对脑瘫儿童至今无特殊药物治疗，仍然依靠长期的康复训练，帮助他们提高独立生活能力。为了使患儿得到更有效的康复，同时提高康复的趣味性和患儿的依从性，探索更有效的康复治疗方法具有重要的意义。研究表明，音乐可以把患儿的整个身心都调动起来，还能使患儿在精神方面和运动机能方面都得到松弛，这正是脑瘫等中枢神经系统障碍患儿特别需要达到的目的。因此，音乐治疗作为脑瘫儿童康复治疗的措施之一，被广泛应用到临床实践中。

本书的编著者将自己多年来对脑瘫儿童进行音乐治疗的工作进行系统的整理，利用五个章节的内容介绍对脑瘫儿童进行音乐治疗的过程。首先非常简洁地介绍了音乐治疗的概念、相关理论及脑瘫儿童的特点，本书的重点放在脑瘫儿童的音乐治疗目标、方法和程序上，内容详尽，可操作性强，特别是加上音乐治疗活动举例、案例分享、后记中的附表以及彩色插图，让读者能够快速地理解掌握脑瘫儿童音乐治疗的方法和技巧，图文并茂，易于理解，可读性强，便于推广，适于音乐治疗的专业人员、康复治疗师、特教教师、患儿家长等人群阅读。

值得说明的是，本书不是脑瘫儿童音乐治疗的指南和规范，由于治疗的对象是儿童，所以音乐治疗活动的设计不一定完全照搬，对治疗对象要全面评估，治疗目标尽量考虑患儿是否能够达到，治疗活动以促进患儿主动发展为主，同时音乐治疗师要注意增加活动的趣味性，增加患儿的参与度。

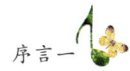

  最后,希望两位年富力强、富有事业心的音乐治疗师在此基础上,不断学习新知识、新技术,利用北京市残疾人康复服务指导中心这一平台,积累更多的对特殊儿童音乐治疗的经验,勇于创新,不断完善,不断发展,充分发挥音乐治疗的优势,维护特殊儿童的身心健康,发展音乐治疗事业。

崔　勇
二〇一五年十二月十六日

序言二

就我的从业经历而言，在脑瘫儿童领域的工作经历不多，所以也没有太多这方面的经验。在美国学习期间，我虽然在临床实践课上也接触过一些脑瘫儿童，但是因为都是有督导师带着做，自己没有很多地动脑子，最后倒也没有留下很多印象。唯一一次给我留下深刻印象的倒是在2008年5月12日四川大地震后的心理救援工作中，我们的安置点上有一位坐在轮椅上的10岁左右的脑瘫男孩，他的身体姿态扭曲，头总是扭向一侧，四肢抽搐在一起，嘴里只能含糊地发出几个简单的单词来。

每次我们在进行儿童团体活动的时候，他总是一次不落，吃力地摇着轮椅来到我们的活动场地。他平时在村里备受歧视，有一次我甚至亲耳听到有些村民对他大声呵斥："快滚开！老天爷怎么让别人都死了，却让你这个废物活下来?!"我立即上前制止那位村民："你不要这么说。他也是一条生命。"我们的团体欢迎他的到来，让他在这里感受到了尊重和平等，他看起来非常开心。其他孩子在我们的影响下，也非常友好热心地对待他，没有任何歧视。他很喜欢

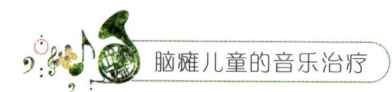

唱歌，大家对他那五音不全的嚎叫也不反感。记得一次治疗师询问每个人将来想做什么的时候，他竟然完整地喊出："孙悟空！"大家大笑起来，为他喝彩。

给他平等和尊重，让他在这里体验到做人的尊严，我想这就是我们所有能够为他做的，而并不指望能够在生理症状方面给他带来什么实质性的帮助。但是当我看到他的颈部和胳膊显然由于过高的肌肉张力造成痉挛，进而导致不正常坐姿时，就指派了一个学生每次团体活动后为他做15分钟的身体放松训练。不久奇迹出现了：他竟然有时候能够全身放松，像一个健全人一样静静地坐在轮椅上微笑着看着大家，几乎看不出那种脑瘫儿童的特有姿态了，只有当他兴奋起来，手舞足蹈的时候四肢和头颈部才又出现了痉挛的动作。我们大受鼓舞，加强了对他的肌肉放松训练。很快，我们就可以明显地看到他像健全人一样保持放松坐姿的时间越来越长了。没有多久，他的家人跑来告诉我们，奇迹出现了，他现在竟然能够自己手拿着勺子吃饭了。又过了一阵，他的家人又兴奋地告诉我们，他竟然学会自己穿裤子了。可惜后来开学的时间到了，在这个安置点开展了两个月的工作之后，我们的团队离开了灾区，他后来的情况也就不得而知了。

通过这件事情，我获得了一个强烈的印象：脑瘫症状也许不可能最终痊愈，但是获得明显的改善却不是我们原来想象的那么困难。只要我们本着对生命的爱和尊重去帮助脑瘫儿童，他们的生命质量和尊严都可以得到极大的提升，他们的生理症状也是可以得到明显

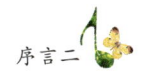

改善的。当然,这仅仅是我遇到的一个印象深刻的经历,比起本书的作者,长期专门在脑瘫领域工作的王芳菲和唐瑶瑶来说,实在是微不足道的,相信她们有更多更全面的知识、技术和经历跟读者们分享。

本书是基于作者多年来在脑瘫儿童领域工作的经验,总结出来的非常具有实用价值的工作规范和模式,内容言简意赅,条理清晰,是一本非常具有操作性和临床指导性的工作指南手册。其中关于评估的内容、治疗计划的写作,既明确规范又简单扼要,在临床操作中非常实用。而列举的治疗活动设计范例,也是非常清晰明了,易于上手,再配上可爱有趣的漫画图示,更让人感到本书的实用和易学。

音乐治疗作为一门科学在中国经过了近20年的发展,现在进入了一个蓬勃发展期,越来越多的大学建立了音乐治疗学科,越来越多的医疗机构、特教机构和老年人服务机构都纷纷建立起了音乐治疗服务项目,音乐治疗师成为紧缺的专业人才,形势令人振奋。在这种大的社会需求下,音乐治疗的中文书籍也越来越多地出版了。但是目前中文的音乐治疗书籍大多是基本教材,而某一个领域中具体实用的、操作指南性的著作较少,使得很多音乐治疗的学生和临床工作者感到有些茫然,不知道如何将学校里学习到的基本知识和技术运用到具体的工作领域。中国的音乐治疗发展呼唤更多的适用于具体领域人群的实用操作性书籍。所以,本书的出版正好适应了中国音乐治疗发展阶段的需要,也就有了较为重要的学术价值。此

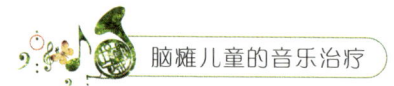

外，本书列举的从评估方法到治疗活动的设计，以及疗效评估方法，也可以供其他特教领域的临床工作者作为参考。

感谢王芳菲、唐瑶瑶将自己的临床工作经验与读者们分享。中国的音乐治疗正是需要这种来自各方面具体临床操作知识的积累和汇总，才能最终发展壮大，走向成熟。

高　天

中央音乐学院

二〇一五年十二月二十一日

前　言

《特殊儿童音乐治疗丛书》是北京市残疾人康复服务指导中心对于长期以来开展"音乐治疗"这一特色康复项目的研究成果以及大量临床实践的总结。本书对于帮助各级康复机构的康复治疗师以及特殊儿童的家长们深入了解和使用音乐治疗这一特色康复手段，并应用于特殊儿童的全面康复具有可操作性的理论和技术指导作用。《脑瘫儿童的音乐治疗》为丛书的第一本，后续还将陆续推出其他系列。

《特殊儿童音乐治疗丛书》的内容主要包括五大部分：第一部分为音乐治疗相关理论知识及方法；第二部分为康复对象的症状类别及相关介绍；第三部分为针对康复类别的音乐治疗；第四部分为适合于康复类别的代表性音乐治疗活动范例；第五部分为案例介绍。

在编写过程中，我们邀请了音乐治疗、医学以及康复学相关领域的资深学者和专家进行审稿，收获了很多宝贵的建议和意见，对本书进行了多次修改和完善，力求使其兼顾针对性、适用性、系统性以及操作性。然而，由于时间仓促以及笔者的经验所限，本书内

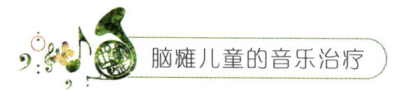

容难免有疏漏不周之处,敬请各界专家读者们提出宝贵建议,以便我们在后续图书的编写以及再版中能够不断修正、丰富和完善。衷心希望本书能够起到抛砖引玉的作用,迎来更多的探讨。

王芳菲、唐瑶瑶

二〇一五年十二月二十四日

目 录
CONTENTS

第一章 音乐治疗 / 1

 一、音乐治疗的定义 / 1

 二、音乐的治疗效果 / 4

 三、特殊儿童音乐治疗的对象及特点 / 9

第二章 脑瘫儿童 / 11

 一、脑性瘫痪的定义 / 11

 二、脑性瘫痪的分型和分级 / 12

 三、脑性瘫痪的主要病因 / 14

 四、脑性瘫痪的伴随障碍 / 15

第三章 脑瘫儿童与音乐治疗 / 16

 一、音乐治疗对于脑瘫儿童的意义 / 16

 二、脑瘫儿童音乐治疗的目标及方法 / 18

 三、脑瘫儿童音乐治疗的程序 / 21

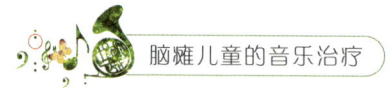

第四章　脑瘫儿童的音乐治疗活动 ／28

　　一、 活动名称——"敲敲邦戈鼓" ／28

　　二、 活动名称——"跟着我" ／30

　　三、 活动名称——"踢踏鼓手" ／32

　　四、 活动名称——"正中靶心" ／33

　　五、 活动名称——"海浪沙沙" ／36

　　六、 活动名称——"小小风琴家" ／38

　　七、 活动名称——"神奇小笛子" ／40

　　八、 活动名称——"木琴／钢片琴即兴合奏" ／41

　　九、 活动名称——"钟声乐团" ／43

　　十、 活动名称——"欢乐钢琴毯" 1 ／45

　　十一、 活动名称——"欢乐钢琴毯" 2 ／46

　　十二、 活动名称——"尤克里里手" ／48

　　十三、 活动名称——"滚一滚、 搓一搓" ／50

　　十四、 活动名称——"音乐桥" ／51

　　十五、 活动名称——"猜猜高和低" ／53

　　十六、 活动名称——"走走停停" （初级版） ／55

　　十七、 活动名称——"走走停停" （升级版） ／56

　　十八、 活动名称——"音乐放松" ／58

　　十九、 活动名称——"拇指琴" ／59

　　二十、 活动名称——"铃儿响叮当" ／61

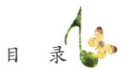

第五章　脑瘫儿童的音乐治疗案例分享 / 65

个案1：洋洋（化名）/ 65

一、治疗准备阶段 / 65

二、治疗实施阶段 / 77

三、治疗评价阶段 / 88

个案2：欢欢（化名）/ 94

一、治疗准备阶段 / 95

二、治疗实施阶段 / 104

三、治疗评价阶段 / 110

附件 / 117

附表1：儿童音乐治疗前调查问卷 / 117

附表2：脑瘫儿童音乐治疗初步评估表 / 118

附表3-1：个体音乐治疗方案 / 122

附表3-2：团体音乐治疗方案 / 124

附表4-1：个体音乐治疗记录表 / 125

附表4-2：团体音乐治疗记录表 / 126

附表5：脑瘫儿童音乐治疗阶段性评估表 / 128

附表6：个案报告发表出版知情同意书 / 132

后　记 / 134

参考文献 / 136

第一章　音乐治疗

一、音乐治疗的定义

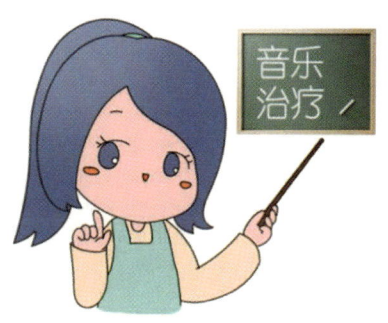

作为音乐治疗师，我们在工作和生活中经常被人问起"什么是音乐治疗"？对于这个问题，其实很难用一两句话解释清楚，虽不至于长篇大论，但也往往要进行举例说明甚至现场展示才能使对方明白音乐治疗是什么。即便如此，我们所说明和展示的也只是音乐治疗诸多流派的冰山一角。音乐治疗有太多的定义，不同的国家、不同的文化背景、不同的理论取向（例如人本主义、行为主义、精神分析等），以及在不同领域和场所（学校、特殊教育机构、医院、康复机构、养老院等）工作的音乐治疗师们会给出完全不同的解释。美国天普大学（Temple University）的音乐治疗学教授肯尼斯·布鲁夏（Kenneth Brucia）甚至专门写了一本书，来介绍《音乐治疗的定义》。在我们编著的这本《脑瘫儿童的音乐治疗》一书中，无法把所有音乐治疗的定义拿来进行介绍，在此就以最具代表性的，也是最早将音乐治疗进行学科化和系统化的美国音乐治疗协会，以及布鲁夏教授所给出的定义为例，尝试对音乐治疗进行释义。

美国音乐治疗协会（American Music Therapy Association，AMTA）对于音乐治疗进行了如下诠释："音乐治疗是指经由完成音乐治疗专业训练课程，并具有专业资格认证的音乐治疗师，在临床上以音乐治疗理论为基础，通过音乐的干预和具有治疗性的关系来达到个体化的治疗目标的治疗方法。"根据美国音乐治疗协会对于音乐治疗的定义，"音乐治疗是利用音乐来改善个体在身体、情感、认知和社交等方面的需求，其适用于各个年龄阶层，并且是一种已建立的促进健康的职业。音乐治疗的干预可应用于管理压力、减轻疼痛、表达情感、增强记忆、改善沟通、促进身体康复等方面"。（AMTA，2013）[①] 请注意以上定义中的关键词：音乐治疗师、音乐的干预、治疗性的关系、个体化目标。

再来看看美国著名音乐治疗学家布鲁夏（Bruscia，1989）教授给出的定义："音乐治疗是一个系统的干预过程，在这个过程中，治

---

① 美国音乐治疗协会官方网站 http：//www.musictherapy.org/about/quotes/

疗师利用各种形式的音乐体验，以及在治疗过程中发展起来的、作为治疗动力的治疗关系来帮助治疗对象达到健康的目的。"① 这里出现的关键词是"治疗师、系统的干预过程、各种形式的音乐体验、治疗关系"。当我们把布鲁夏的定义与美国音乐治疗协会的定义进行对照，就不难发现两者的定义都不约而同强调了"音乐治疗师"、"音乐的干预"、"治疗关系"这三个部分，而布鲁夏则更是强调了干预的"系统性"。让我们来思考一下这些关键词分别代表了什么。

首先，"系统的干预过程"指的是音乐治疗的科学性。音乐治疗的过程是具有科学性和严谨性的，它包括了评估、制订治疗方案、实施治疗、记录治疗过程、进行疗效评价等一系列步骤和流程。这也决定了音乐治疗的执行者必须是接受过专业训练的人员。

其次，"音乐体验的各种形式"，一方面强调了在音乐治疗中，"音乐"是治疗师主要的治疗工具，另一方面指出音乐治疗活动的形式是十分丰富、多样化的，其活动形式包括了音乐聆听、歌曲演唱、舞蹈律动、音乐游戏、乐器演奏、音乐创作、音乐绘画等各种形式。治疗师可以采用不同的活动形式，对治疗对象实施个体化的治疗。

最后，"治疗关系"指的是音乐治疗师与治疗对象（又称来访者）以及音乐，这三个要素之间的关系。三者缺一不可，互相影响，只有这三者之间建立良好的关系，才会实现良好的治疗效果。

因此，当音乐治疗师被问及"什么是音乐治疗"时，通常会以

---

① *Defining Music Therapy.* Kenneth E. Bruscia Barcelona Publishers.

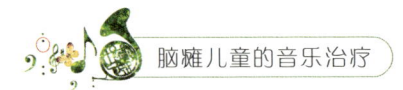

这三个要素来进行说明。同时,通过这三个要素我们还可以判断和鉴别哪些音乐活动属于音乐治疗,哪些音乐活动只是看似或被自称为音乐治疗。

二、音乐的治疗效果

当人们第一次听到"音乐治疗"这个词时往往会提出这样的问题:"为什么音乐能治病?难道音乐是一种魔法?"说音乐是魔法确实有些夸张,但是音乐的确是一种力量强大的治疗工具。多年来,经过无数音乐治疗工作者不断进行研究和临床实践,现今已经完全可以证明音乐能够对人的生理、心理和社会行为产生强烈而深远的影响。

(一)音乐对人体生理功能(神经系统)的影响

研究表明,在自主神经系统功能方面,音乐作为一种刺激信号可以激发神经递质释放,通过作用于下丘脑-脑垂体-肾上腺轴(HPA轴)而影响人体的自主神经系统和内分泌系统,从而对人体各系统的功能产生重要的影响。这些系统包括:心血管系统(心脏、血液、血压),运动系统(骨骼、肌肉),呼吸系统,泌尿系统,新陈代谢/生物能以及生化过程,皮肤系统,体温调节(包括内部体温和皮温),免疫系统(免疫球蛋白、白细胞),中枢神经系统(大脑和脊髓),平衡(前庭反应),本体感觉等。音乐对上述这些系统的影响包括:兴奋作用(即增强功能),抑制作用,镇静作用,刺激作用（激发），审美作用，治疗作用，偏置作用（对灵敏度反应的影响）等。①

在20世纪90年代末期，研究人员、临床音乐治疗师以及神经学和脑科学家根据音乐对于神经系统的影响，逐步归纳和建立了一种新的音乐治疗方法——神经音乐治疗（Neurologic Music Therapy，NMT）。NMT作为音乐治疗中的一套标准化技术，用于解决神经系统疾病相关的临床目标（Thaut，2005年）。

NMT主要分为三个领域，每个领域有多种技术来达成各种目标：

①Sensorimotor 感觉运动领域使用的技术包括：Rhythmic Auditory Stimulation（RAS）节奏听觉刺激，Patterned Sensory Enhancement（PSE）感觉模式增强，Therapeutic Instrumental Music Performance（TIMP）治疗器乐表演等。②Speech/Language 言语/语言领域使用的技术有：Music Intonation Therapy（MIT）音乐语调治疗，Vocal Intonation Therapy（VIT）说话的语调治疗，Musical Speech Stimulation（MUSTIM）音乐语音刺激，Rhythmic Speech Cueing（RSC）节奏性言语线索化，Oral Motor and Respiratory Exercise（OMREX）口腔运动和呼吸练习，Therapeutic Singing（TS）治疗性歌唱，Symbolic Communication Training Through Music（SYCOM）通过音乐符号交流训练，Developmental Speech and Language Training through Music

---

① *The Music Effect – Music Physiology and Clinical Applications*. Danie J. Schneck and Dorita S. Berger 128 – 129.

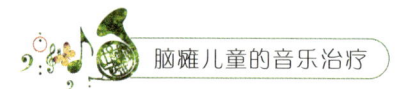

(DSLM)通过音乐发展语音和语言训练。③Cognitive 认知领域实用的技术有：Musical Sensory Orientation Training（MSOT）音乐感知觉定位训练，Auditory Perception Training（APT）听觉感知训练，Musical Attention Control Training（MACT）音乐注意控制训练，Musical Executive Functioning Training（MEFT）音乐执行能力训练，Echoic Memory in Music（EMM）音乐镜像回忆，Musical Memonics Training（MMT）音乐记忆力训练等。①

（二）音乐对人心理的影响

音乐可以对人的心理产生作用。最显著的一点就是音乐能够对于人的情感产生强烈的影响。甚至可以说，音乐就是一种情感的语言。我们常常听到这样的描述："音乐能够改变人的情绪，诱发情感，释放情绪，让人兴奋，让人安静，净化心灵。"

对于音乐为什么能够影响人的情绪，很多学者进行了相关研究。其中一个研究观点来自于 I. A. Taylor 和 F. Paperte 两位学者，他们认为音乐构造的动力与情感的动力相一致，所有音乐都能够调动人的情感。音乐是一种流动（进行着）的声音，在这种流动的过程中呈现出各种变化，如快慢、强弱、高低、行止等。这些声音流动的变化就是一种动力，这种动力与情感的动力相似。这

---

① Thaut, M. H. (2005). *Rhythm, Music, and the Brain.* New York & London: Taylor and Francis Group.

就是之所以音乐能够引发情感变化的原因。音乐不是表达某种特定的感情，而是通过音乐的动力引发人们各种各样的感情。我们经常会看到这样一种现象，音乐能够诱发出一种我们现在没有的记忆和情感。例如，患有阿尔茨海默病的老年人，听到某一首曲子会突然想起年轻时的事情。这种表现被认为是由于伴随着情感的引发，血液的流动得到了改善，使得脑部的功能实现了短暂的正常化。[1]

唱歌、演奏音乐还是一种非常好的释放和发泄情绪的方式。卡拉OK之所以风靡全世界，就是因为它提供了一个帮助人们释放情绪和压力的方式和场所。除此之外，音乐还可以安抚悲伤的情绪，对积极正向的情绪给予支持，提升自信和满足感，提供想象的空间，帮助人们探索和认知自我。

(三) 音乐对人的社会行为的影响

在音乐治疗中分为个体治疗和团体（小组）治疗两种形式。个体与团体的区别主要体现在治疗对象的人数上，并不包含音乐治疗师。但是，即使是个体治疗，若考虑治疗师的存在，其实严格意义上来说已经不是"个体"治疗，而是两个人（治疗师与治疗对象）的小组的治疗了。换句话说，音乐治疗的形式从一开始就是以团体为前提的。因为有了对方的存在，彼此才能更加了解自我，两个人

---

[1] 村井靖儿. 音乐疗法的基础（日文版）. 51–53. 音乐之友（出版）社，2005.

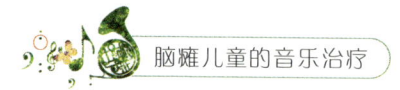

的关系,形成了一种"社会"。

在教会唱赞美歌,在学校唱校歌,运动会中唱进行曲,以及每当人们唱起国歌的时候,音乐都能够制造一种特定的氛围和情绪,把所有团体成员的心凝聚到一起,产生一体感。当在团体中的听众们听到演奏者的演奏,并为之鼓掌喝彩时,演奏者会由此产生一种满足感。因此,团体音乐活动不仅能够培养集体意识和社会性,更能帮助人们产生满足感和价值感。在团体音乐治疗中,组员们可以通过观察其他成员以及治疗师来掌握活动的要领,增加参与的积极性,展开与他人的互动。这充分说明团体活动更有利于社会性的学习。

在音乐的社会功能中,特别重要的一点是能够减少自我表达的恐惧感。音乐治疗对象中的大多数人,都很不擅长在团体中表达自己,因此很多人回避团体活动。音乐治疗中的即兴演奏技术能够帮助那些不擅长用言语表达自我的人通过声音和音乐这种非言语的方式来表达自己的情绪,与他人建立沟通。很多特殊儿童的音乐治疗案例表明,当治疗对象通过音乐活动学会了如何进行自我表达后,在日常生活中会变得更加积极、更有行动力。在音乐治疗中,比起被动聆听的接受式音乐治疗方法,以演奏为主的互动式音乐治疗方法被更多地应用,这就是因为演奏这种行为直接与自我表达相关联。

由此可见,团体音乐治疗能够为治疗对象提供一个没有威胁的、愉快的、自如的社交环境。通过乐器合奏、音乐游戏、合唱等团体音乐活动,能够提高治疗对象的沟通能力、合作能力、表达能力,为他们提供一个自我展示的平台。

三、特殊儿童音乐治疗的对象及特点

音乐治疗的领域非常广泛，它包括了特殊儿童领域（如智力障碍儿童、孤独症儿童）；精神疾病领域（如神经症、精神分裂症等）；老年领域（老年痴呆、临终关怀等），综合医院领域（如疼痛控制、情感支持）等。除了可以服务于有身心疾病的人群，音乐治疗同样可以应用于亚健康人群及健康人群的放松减压以及自我照顾。本书所涉及的内容就属于音乐治疗中的特殊儿童领域。

（一）特殊儿童领域音乐治疗的对象

特殊儿童领域音乐治疗的主要治疗对象是患有不同类型和不同程度的身心障碍儿童，例如智力障碍儿童、听力障碍儿童、肢体障碍儿童、孤独症儿童、感觉障碍儿童等。同时，根据笔者多年的临床经验发现，特殊儿童音乐治疗领域的对象不仅是各类特殊儿童，更应该包括特殊儿童的家长。家长是与儿童最亲近的人，也是与儿童朝夕相处的人。因此，家长对于儿童的影响不可忽视。笔者曾接触过的一部分特殊儿童所反映出的心理及行为问题，并不来自于其病症，而是来自于家长的教养方式。因此，音乐治疗师应尽量邀请家长与儿童一起参与音乐治疗活动，以便在活动过程中进行讲解和示范，帮助家长们从中学习一些音乐治疗的理念和方法，将其带回家庭，将音乐治疗中的干预与家庭中的干预进行良好的对接，以实

现持续干预的效果。同时，在条件允许的情况下（如果家长能够把儿童托付给其他监护人，例如儿童的爷爷奶奶等亲属或幼儿园的老师），家长们每个星期可以只用一个小时左右的时间来参加团体音乐治疗活动，音乐治疗师将帮助家长们调节情绪、减轻压力。若家长的情绪状态调整良好，孩子的情绪和行为也将受到十分积极的影响。

（二）特殊儿童领域音乐治疗的主要特点

特殊儿童领域音乐治疗的最主要特点是教育与康复的结合，我们也可以称之为"疗育"。也就是说，音乐治疗师的任务不仅仅是改善儿童的各种身心问题和症状，伴随着儿童的不断成长，教育相关的内容也要融入音乐治疗过程中，帮助儿童学习和掌握基本的生存技能和常识，使其拥有健康的心理状态，为其长大后能够顺利融入社会打好基础。

第二章　脑瘫儿童

一、脑性瘫痪的定义

脑性瘫痪（Cerebral palsy，CP，简称脑瘫），这一综合征首先由英国医生 Willam J. Little 于 1841 年发现。1888 年，Burgess 首次应用脑性瘫痪（Cerebral palsy）一词。

脑性瘫痪的定义随着不同时期的发展而不断得以修改和完善。但是，目前世界各国学者对脑性瘫痪定义的认识并未完全统一。依据 2006 版国际脑瘫定义的原则，2014 年 4 月在第六届全国儿童康复、第十三届全国小儿脑瘫康复学术会议上，通过了我国对脑性瘫痪的定义：脑性瘫痪是一组持续存在的中枢性运动和姿势发育障碍、活动受限症候群，这种症候群是由于发育中的胎儿或婴幼儿脑部非进行性损伤所致。脑性瘫痪的运动障碍常伴有感觉、知觉、认知、交流和行为障碍，以及癫痫和继发性肌肉、骨骼问题。

二、脑性瘫痪的分型和分级

参考 2006 版国际脑性瘫痪定义、分型和分级标准,第 10 版国际疾病分类(International Classification of Disease – 10, ICD – 10)和近几年的国外文献,2014 年 4 月在第六届全国儿童康复、第十三届全国小儿脑瘫康复学术会议上公布了我国脑性瘫痪新的临床分型和分级标准。

(一)脑性瘫痪的分型

1. 痉挛性四肢瘫(spastic quadriplegia):以锥体系受损为主,包括皮质运动区损伤。牵张反射亢进是本型的特征。典型的表现是患儿四肢肌张力增高,上肢背伸、内收、内旋,拇指内收,躯干前屈,下肢内收、内旋交叉、膝关节屈曲、剪刀步、尖足、足内外翻,拱背坐,腱反射亢进、踝阵挛、折刀征和锥体束征等。

2. 痉挛性双瘫(spastic diplegia):症状同痉挛性四肢瘫,主要表现为双下肢痉挛及功能障碍重于双上肢。

3. 痉挛性偏瘫(spastic hemilegia):症状同痉挛性四肢瘫,表现在一侧肢体。

4. 不随意运动型(dyskinetic):以锥体外系受损为主,主要包括舞蹈性手足徐动和肌张力障碍;该型最明显特征是非对称性姿势,头部和四肢出现不随意运动,即进行某种运动时常夹杂许多多余动作,四肢、头部不停地晃动,难以自我控制。该型肌张力可高可低,可随年龄改变,腱反射正常、锥体外型征 TLR、ATNR(紧张性迷路反射 tonic labyrinthine reflex，TLR）、紧张性颈反射（tonic neck reflex，ATNR））。静止时表现为肌张力低下。

5. 共济失调型（ataxia）：以小脑受损为主，以及锥体系、锥体外系损伤。主要特点是由于运动感觉和平衡感觉障碍造成不协调运动，为获得平衡，两脚左右分离较远，步态蹒跚方向性差；运动笨拙、不协调，可有意向性震颤及眼球震颤，平衡障碍，站立时重心在足跟部、身体僵硬；肌张力偏低、运动速度慢、头部活动少、分离动作差，闭目难立征（＋）、指鼻试验（＋）、腱反射正常。

6. 混合型（mixed types）：具有两型以上的特点。

（二）脑性瘫痪的分级

目前，脑性瘫痪的临床分级多采用粗大运动功能分级系统（gross motor function classification system，GMFCS）。GMFCS 是根据脑瘫儿童运动功能受限随年龄变化的规律所设计的一套分级系统，完整的 GMFCS 分级系统将脑瘫患儿分为 5 个年龄组（0～2 岁；2～4 岁；4～6 岁；6～12 岁；12～18 岁;），每个年龄组根据患儿运动功能从高至低分为 5 个级别（Ⅰ级、Ⅱ级、Ⅲ级、Ⅳ级、Ⅴ级）。此外，欧洲小儿脑瘫监测组织（surveillance of cerebral palsy in Europe，SCPE）树状分型法（决策树）现在也被广泛使用。[1]

---

[1] 中国康复医学杂志. 2015. 第 30 卷. 中国脑性瘫痪康复指南第 7 期. (2015)：749 - 750.

三、脑性瘫痪的主要病因

脑性瘫痪的直接原因是脑损伤和脑发育缺陷。脑性瘫痪的主要病因包括了遗传因素、母体因素、分娩因素及新生儿期因素。

（一）遗传因素：家属或直系亲属患有先天遗传病，如变性病、精神障碍、智力障碍、家族性先天畸形、习惯性流产、死胎、死产等。

（二）母亲因素（产前因素）：高龄妊娠、习惯性流产、多胎、糖尿病合并妊娠、巨大儿、妊娠前三个月时病毒感染、X光照射、吸烟、酗酒、长期服药等。

（三）分娩因素（产时因素）：产程长、前置胎盘、胎盘早剥、胎盘机能不良、羊水异常、脐带异常、脐带绕颈、胎心异常、双胎、多胎、异常产、高位中位产钳助产术分娩造成颅脑损伤、难产发生脑组织出血、重症窒息继发的新生儿缺氧缺血性脑病。

（四）新生儿因素：极低体重儿、早产儿、过期产儿、巨大儿、新生儿窒息、新生儿惊厥、重症黄疸、呼吸暂停、青紫发作、畸形、产伤、颅内感染、低血糖、中枢神经损伤等。

（五）其他因素：室内环境化学性污染，电磁辐射和放射性污染，噪声污染，二手烟污染，宠物造成的生物污染等。①

---

① 戴淑凤．刘振寰．让脑瘫儿童拥有幸福人生——脑瘫儿童家庭康复指南（修订本）．3-5．中国妇女出版社，2013．

四、脑性瘫痪的伴随障碍

脑性瘫痪儿童常伴有多种障碍,包括:营养与体格发育障碍(生长发育较正常儿差,常有呼吸障碍和易患呼吸道感染疾病,咀嚼、吞咽、吸吮困难等),智能、情绪问题(并发智能低下者较多,约占30%,还有多动、情绪不稳、自闭倾向等表现),癫痫,语言障碍(发音不清或严重失语,多见于手足徐动患儿),听觉障碍(新生儿重症黄疸所致手足徐动型脑性瘫痪大多伴有听觉障碍),视觉障碍(内斜视、外斜视等眼球运动协调障碍,追视、上方视麻痹,近视、远视、弱视),牙齿发育不良(牙齿质地疏松、易折、易蛀),心理行为障碍(固执任性、情感脆弱、情绪波动变化大、善感易怒、不合群、注意力涣散、兴奋多动,有自我强迫行为)。[1]

本章简要介绍了脑性瘫痪的基本知识,读者若想了解更多关于脑瘫儿童的详细内容,可以参考相关专业书籍。

---

[1] 戴淑凤. 刘振寰. 让脑瘫儿童拥有幸福人生——脑瘫儿童家庭康复指南(修订本). 11-12. 中国妇女出版社,2013.

第三章 脑瘫儿童与音乐治疗

一、音乐治疗对于脑瘫儿童的意义

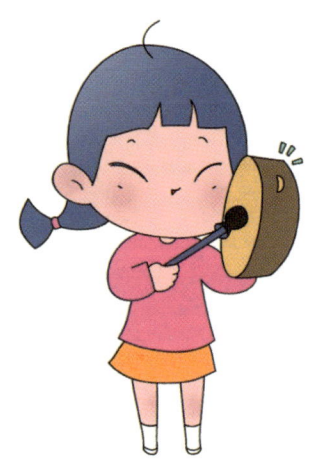

脑瘫儿童虽然存在肢体和心理方面的障碍,但脑瘫儿童首先是儿童,儿童天生喜欢音乐并拥有感受音乐情绪的能力。音乐作为一种非语言沟通方式,能够在第一时间吸引儿童的注意,进而成为一种帮助儿童建立与他人沟通的桥梁。

从第二章里我们了解到脑瘫儿童除了运动功能方面的问题之外,

还存在行为、社交等多方面伴随性的问题。而音乐作为一种特殊的治疗方式，恰好能够针对儿童的这些伴随性问题进行有针对性的改善。同时，音乐对于脑瘫儿童肢体的康复训练也能够起到辅助和促进作用。可以说音乐治疗是一种能够帮助脑瘫儿童实现心理和生理双重康复的重要手段。

在心理方面，随着脑瘫儿童身心的不断发育和成长，他们会逐渐意识到自己与其他肢体健康的儿童不一样，担心会被他人讥笑或歧视，由此产生强烈的自卑感和孤独感。儿童的这种情绪和心理上的问题是无法依靠物理和作业疗法来进行改善的。

这时，音乐治疗就可以发挥其特殊的作用：帮助儿童重新建立自信，增强自我认同感，获得更多的心理支持，从而激发他们的潜能，促进康复，为其融入社会打好基础。

在肢体训练方面，当脑瘫儿童在进行康复训练或手法治疗时，他们经常会因为疼痛而出现焦虑或恐惧的情绪。然而，儿童积极配合的态度却往往是决定康复效果的关键。如果在脑瘫儿童的康复训练中加以音乐的辅助，就可以帮助儿童减缓以及转移这些不良情绪，提高儿童参与训练的积极性和持续的动力，从而提高康复训练的效果。

除此之外，从脑瘫儿童家长的角度来说，音乐治疗师的指导可以帮助家长学习如何使用音乐的手段帮助孩子进行康复；另一方面，由于患儿家长也承受了巨大的身心压力（例如对孩子未来生活能否自理、能否适应社会的不确定而导致精神上的焦虑；由于长期陪伴孩子进行康复训练导致身体上的疲劳；认为孩子的状况都是自己的错而导致内心的负疚等），这些压力让家长们积累了大量的负面情绪，我们也可以通过应用音乐治疗来帮助家长减少压力和焦虑等负面情绪，让其学会自我调整，获得心理支持，建立育儿的信心。

由此可见，音乐治疗对于脑瘫儿童的康复及家长的指导和压力的疏解具有十分重要的意义。

二、脑瘫儿童音乐治疗的目标及方法

经过实践，笔者将脑瘫儿童音乐治疗的目标归纳为三个方面的内容，它们是：促进肢体障碍的改善（主要针对运动发育迟缓、异常姿势反射与异常运动模式、精细运动等方面）；协助伴随性障碍的改善（主要针对情绪、心理、行为、社交等方面）；促进儿童的教育发展（主要针对儿童不同的生长发育阶段融入相应的教育内容）。

音乐治疗需要紧紧围绕上述三个主要目标进行干预，才能达到全面帮助脑瘫患儿康复的治疗效果。以下将具体介绍三大目标以及相对应的音乐治疗干预方法。

（一）促进肢体障碍改善的音乐治疗

1. 改善肢体障碍的目标

改善肢体障碍的目标主要包括：辅助康复训练，改善步态，提升肢体使用的主动性和控制能力；强化肌肉的力量；增加动作广度；提高协调能力和平衡感等。

2. 促进肢体障碍功能改善的音乐治疗

针对肢体障碍者的音乐治疗方法主要有以下几种：

（1）使用稳定、规律节拍的音乐作为伴奏，帮助脑瘫儿童进行步行等动作协调性的训练，帮助其建立对于时间与空间的预期，从而增加儿童动作的协调性、稳定性和节奏感。

（2）播放舒缓轻柔的音乐，以帮助脑瘫儿童在肌肉僵硬或产生痉挛时进行肌肉放松。

（3）通过乐器演奏以及有趣的音乐游戏，促使脑瘫儿童增强使用和控制肢体的主动性。

（4）选用适当的乐器，帮助脑瘫儿童进行粗大运动和精细动作的训练，改善儿童动作的广度以及手部操作的灵巧度。

（5）通过使用吹奏乐器以及发声、唱歌等活动，帮助脑瘫儿童训练和提高气息控制能力，锻炼口腔肌肉。

（6）利用音乐即兴演奏，配合脑瘫儿童的运动模式，增强儿童对于自我身体的意识，享受动作与音乐的契合感。

另外，在我们第一章中介绍过的神经音乐治疗（Neurologic Music Therapy，NMT）中，也提到了很多相应的技术方法，大家若有兴趣可以寻找相关的文献进行参考。

（二）协助伴随性障碍改善的音乐治疗

1. 改善伴随性障碍的目标

改善伴随性障碍的目标主要包括：调节脑瘫儿童的情绪，减少

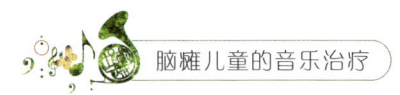

不适当行为,促进情绪情感的表达和释放,提高社会交往能力,提升自信心,提高自我认同和满足感等。

2. 针对伴随性障碍的音乐治疗方法

(1)主动式音乐治疗活动(唱歌、乐器演奏、音乐游戏等):帮助脑瘫儿童表达情感、释放情绪。

(2)音乐治疗师以肯定、接纳的态度创造一个包容、接纳、认同的音乐治疗环境,协助脑瘫儿童顺利完成音乐活动,提高儿童的满足感和自信心。

(3)通过团体音乐活动促进脑瘫儿童与他人进行主动的沟通,帮助儿童学习社交规则和礼节(例如按顺序等待、学会分享等)。

(三)促进儿童教育发展的音乐治疗

1. 教育发展的目标

主要包括:培养音乐能力,增进记忆力和学习能力,丰富儿童的休闲娱乐生活,提高生活品质。

2. 针对教育发展的音乐治疗方法

(1)通过音乐游戏、乐器演奏、唱歌以及音乐绘画等多样的活动方式,帮助脑瘫儿童增强认知能力、记忆能力,增强儿童的注意力和专注力。

(2)设计适合脑瘫儿童生理和心理发展的音乐活动,激发儿童参与的主动性,增进儿童演奏乐器的兴趣。根据儿童的能力、天赋和潜力,发展适合儿童的音乐教养方式。对于特别有音乐天赋的儿童,可以尝试发展其音乐才能，丰富他们的业余生活，找到属于自己的社交圈和自我展示的舞台，从而更好地融入社会，提升生活质量。

三、脑瘫儿童音乐治疗的程序

在第一章里我们提到音乐治疗的一个特点就是它的"系统性"，而这个特点则主要体现在音乐治疗的程序上。需要说明的是，音乐治疗的基本程序虽然是固定的，但是针对不同的治疗对象，使用的具体方法会有所不同。下面所要介绍的音乐治疗基本程序适用于所有的治疗对象，但是需要注意程序中的每一个步骤（例如评估方法、治疗计划的具体内容）都要根据治疗对象的症状类别进行相应的调整。

脑瘫儿童的音乐治疗程序主要分为治疗准备、治疗实施、治疗评价三个阶段。其中，每一个阶段又各有相应的具体步骤。以下笔者将针对每个阶段和步骤进行详细的介绍。

（一）治疗准备阶段

音乐治疗的准备阶段包括"资料收集、初步评估、制订计划"三个步骤。

1. 资料收集

资料收集的目的是为了全面了解脑瘫儿童的一般情况，包括儿童的姓名、性别、年龄等基本信息，以及症状、病因病史、目前的身心状态、需要改善的问题，在音乐方面的经验和喜好（与音乐的关系）等。掌握的信息越详细，越有利于针对儿童的需求提供适合的音乐治疗服务。

（1）资料收集的来源

资料的来源主要为：医生、康复师、幼儿园或学校教师、父母以及治疗对象本人。

（2）资料收集方式

具体的资料收集方式包括：阅读儿童的诊断病历，进行问卷调查，与儿童家长、老师、康复师等相关工作人员进行访谈，从康复师及教师处收集相关专业记录，与儿童本人接触并进行观察。详细内容可参考本书末尾处笔者制作的表格范例"儿童音乐治疗前调查问卷"（见附表1）。

2. **初步评估**

在音乐治疗中，评估是一个极其重要的部分，评估的内容包括了治疗对象在不同领域（语言能力、运动能力、情绪状态、认知水平、社交能力、音乐能力等）的各项指标。通过评估我们可以了解儿童当前的功能以及身心状态等详细情况，从而确认该儿童是否适合音乐治疗。若该儿童适合音乐治疗，这些评估结果将会帮助治疗师制订最具有针对性的音乐治疗目标和方案，进而帮助儿童进行改善。同时，评估也是测量治疗效果的参照物，只有对评估的数据结果进行前后对比，才能使治疗效果更有说服力。

（1）评估内容

音乐治疗的评估内容大体上包括"综合能力评估"和"音乐能

力评估"两大部分。但是，应注意：音乐治疗的评估方向以及后面将提到的音乐治疗目标，应主要以儿童的症状以及综合能力（非音乐领域的功能性）的评定及改善为主，音乐能力的评定以及目标并不是音乐治疗关注的焦点。

在笔者设计的音乐治疗评估表中主要包含了6项主要内容，即语言能力评估，运动能力（粗大运动、精细运动、协调能力）评估，情绪情感评估，人际沟通能力评估，认知能力（注意力、记忆力、理解力）评估，音乐能力（节奏、旋律、其他）评估。

（2）评估者

音乐治疗的评估主要由音乐治疗师负责。同时，音乐治疗师还可以参考医生、康复治疗师的评估结果，或与他们形成专业的治疗团队合作进行综合评估（在治疗团队中，团队的每个成员将依照其专业领域来负责某一部分的评估）。

（3）评估工具的设计

目前，在音乐治疗界还没有一个可供所有治疗师作为公用标准的评估表模板，这是因为音乐治疗师们各自的职业背景、工作经验、所处的机构以及治疗对象的症状都有很大的不同。例如，医院中的评估表与特殊教育机构的评估表之间的项目和内容就会有很大的差异性，而脑瘫儿童与自闭症儿童的评估内容也会有各自的侧重和标准。因此，评估表的项目和内容需要根据治疗对象的治疗需求进行设定。

（4）评估的操作方法

由于儿童有好动、喜爱游戏的天性，儿童音乐治疗的评估方法常常需要根据评估内容来设计音乐活动,在活动中,治疗师需要通过与儿童进行音乐及非音乐的互动来进行观察和判断以完成评估。有时,根据儿童在评估当天的情绪和身体状况,以及儿童的人数等情况,评估无法在一次活动中完成,因此我们会进行两次甚至更多次的评估。在评估表的设计上要注意评估表的内容必须客观、具体、可测量,有助于进行治疗前后的对比。关于评估表格的设计,可以参考笔者制作的"脑瘫儿童音乐治疗初步评估表"范例(见附表2)。

3. 制定计划

通过初步评估,治疗师对治疗对象有了初步的了解和判断,治疗对象的需求和目标也变得逐渐清晰,进入到制订治疗计划的阶段。制订治疗计划的内容包括三部分:治疗目标、具体方案以及准备工作。

治疗目标包括长期目标和短期目标。长期目标是一种宏观的、综合的、远程的、领域性的预期,无须具体明确地说明表现行为的实际状况(例如提高社会交往能力,提高粗大运动能力等)。[①] 短期目标则需要更加明确、细化和聚焦,应是可客观观测、可测量的。短期目标常常使用数字、频率、比例等来表示(例如,在弹奏拇指琴的活动中能够主动使用右手的大拇指拨动音条至少两次)。同时,要有测量的标准用来确定是否完成了预定的目标。还要注意的是,目标应该是非音乐性的,并且是经过音乐治疗干预的结果。

---

① 陈洛婷. 音乐治疗临床实务. p58. 全华图书股份有限公司,2014.

音乐治疗师应紧紧围绕治疗目标，根据儿童的需求和特点进行治疗活动的设计，并对儿童参与音乐治疗活动的反应进行预测。治疗师应设计最为适合儿童的方法、技巧和内容，并事先做好音乐治疗环境以及人员的设置、乐器、教具及其他设备的准备工作。关于治疗计划表格的制订，可以参照"附表3-1"和"附表3-2"的"个体音乐治疗方案"及"团体音乐治疗方案"的表格范例。

(二) 治疗实施阶段

1. 实施音乐治疗

实施音乐治疗的过程是音乐治疗师与治疗对象面对面的干预过程，在儿童音乐治疗领域，通常我们会使用互动式的音乐治疗方式。在脑瘫儿童的音乐治疗中，常用的活动方式包括：乐器演奏、音乐游戏、音乐聆听、音乐创作、歌唱、律动舞蹈等。

一般来说，音乐治疗师会参照设定好的计划方案来进行活动，但是在很多情况下，音乐活动的进程往往不会完全按照治疗师事先所设想的方向进行，反而常常出现一些偶然或临时性的因素或突发状况。例如儿童当天的身体状况不适，导致注意力不集中或参与度不高，或儿童由于刚开始参加音乐治疗，还未与治疗师建立信任关系，因而产生抗拒行为等。这种情况下，则需要音乐治疗师能够随机应变，及时调整活动的内容和方式，治疗师也可以事先准备几种不同的方案，以防发生状况时手忙脚乱无法应对。

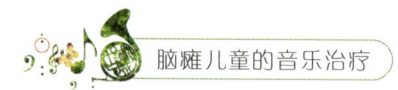

2. 记录治疗过程

在实施每一次的音乐治疗时及时记录治疗过程,将有助于治疗师在每次的治疗后对于实施治疗的效果进行检验。治疗师通过观察和捕捉儿童的反应以及细小的变化来确认音乐活动的内容安排和互动方法是否适当,以便对于不适的地方进行相应的调整。同时,治疗记录也是评估的重要参考标准。因此,治疗师对每次治疗一定要进行详细的记录(若有辅助治疗师的话,可以共同进行记录,并进行对照)。

记录治疗的方式主要包括文字记录(每次治疗后记录)、音频记录及视频记录(治疗过程中记录)。但要切记,做记录时一定要遵守保密原则,特别是在实施音频、视频记录之前,必须征得患者及其家属的同意。音乐治疗师有保管和保护所记录文件的责任和义务,绝对不可以把记录用于商业宣传。若需要用于学术研究和会议报告时,同样要事先征得治疗对象本人和家属的同意。关于"音乐治疗记录表"的设计,可以参照记录表范例"附表 4-1"和"附表 4-2"。

(三)治疗评价阶段

通过记录和观察,治疗师已经确认了脑瘫儿童对活动内容的适应情况和喜好程度,观察到了儿童在生理、心理、行为、社会功能等方面的变化和改善,之后要做的就是对儿童进行音乐治疗干预后的效果评价。

1. 客观评价与主观评价

评价是对治疗对象的评估和治疗效果的总结,用来衡量和判断治疗师在实施了音乐治疗之后，是否完成了最初设定的目标，儿童有了哪些变化和进步，达到了怎样的治疗效果。因此，评价要具有客观性，尽可能数据化，以便让音乐治疗师之外的人员（医生、康复师、儿童家长）也能够通过评价结果清楚地看出儿童的变化。

然而，儿童的表情、情绪以及治疗师的主观感受等内在体验是无法进行数据化的。这些部分主要依靠治疗师的主观印象来进行文字记录和描述。我们可以把这种方式称之为"主观评价"或"描述性评价方式"。音乐治疗的评价方法实际上是客观评价与主观（描述性）评价的结合，二者相互补充。关于"音乐治疗评价表"的设计，请参照"附表5"的范例。

2. **评价的频率**

评价可以分成每个月、每三个月、半年、一年或按次数（例如每四次、每八次、每十次等）进行阶段性的评价。在评价的过程中，治疗师需要根据阶段性评价的结果，对治疗方式进行不断地调整，或决定是否继续和终止治疗。

3. **评价方式**

治疗评价可以通过治疗小组团队会议的方式进行，也可以由音乐治疗师与治疗对象的家属、老师、医护工作人员面谈来进行，以便从多角度了解儿童出现的变化和治疗的效果。通过把音乐治疗师的评价与康复师以及治疗对象家属的评价进行相互对照，有助于音乐治疗师更加客观、全面地把握治疗效果。

第四章　脑瘫儿童的音乐治疗活动

在第三章里笔者已经详细介绍了脑瘫儿童音乐治疗的理论和方法，在本章中，我们将依照前面提到的方法详细介绍 20 项具有代表性的音乐治疗活动。这些活动都是笔者在脑瘫儿童音乐治疗临床中经常使用并得到良好反馈的活动，希望能够为大家设计活动提供一些参考。

对于以下每一项音乐治疗活动，我们均冠以名称，并从目的、方式、乐器和教具、步骤、要点及扩展方式几个方面来进行介绍。每一项活动均可以根据儿童的实际情况进行简化或者繁化，活动与活动之间也可以做出一些创造性的组合。

一、活动名称——"敲敲邦戈鼓"

（一）活动目的：提高儿童的注意力，促进儿童手眼协调以及提高双手协同能力

（二）活动方式：个体活动

（三）使用的乐器和教具：邦戈鼓

第四章 脑瘫儿童的音乐治疗活动

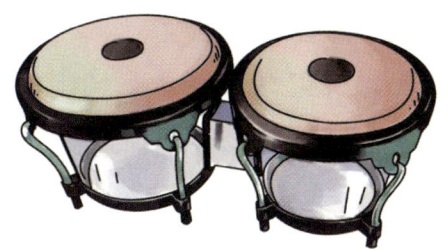

（四）活动步骤

1. 请儿童模仿音乐治疗师的方式来自由敲击邦戈鼓。

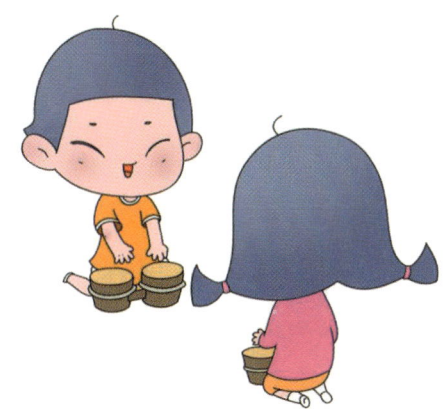

2. 请儿童按照步骤来敲鼓：单手敲→双手同时敲→双手交替敲。

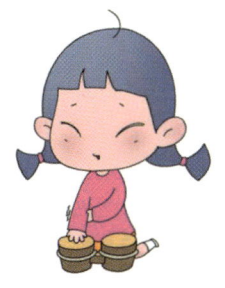 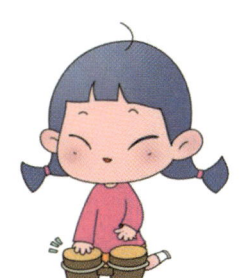

3. 请儿童用邦戈鼓为自己喜欢的儿歌进行伴奏。

（五）活动要点及扩展方式

1. 如果是偏瘫的儿童，治疗师应鼓励其多使用患侧的手臂。

2. 当前面的步骤熟练以后，可以请儿童模仿治疗师敲出不同的节奏型，也可交换角色，由儿童演奏节奏型，治疗师来模仿。

3. 根据需要，可以帮助儿童锻炼用右手过身体中线去敲击左边的鼓，用左手去敲击右边的鼓。

4. 治疗师应根据儿童的能力，调整节奏的难易度以及速度的快慢。

二、活动名称——"跟着我"

（一）活动目的：促进儿童的手眼协调能力、空间感、大运动的准确性以及抓握能力

（二）活动方式：个体活动

（三）使用的乐器和教具：巴弗洛鼓和鼓槌

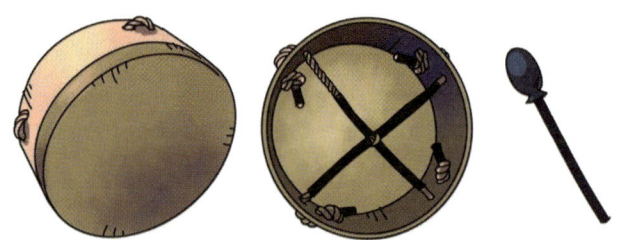

（四）活动步骤

1. 治疗师手持巴弗洛鼓放置儿童面前，让儿童单手拿鼓槌，自由敲击鼓面。

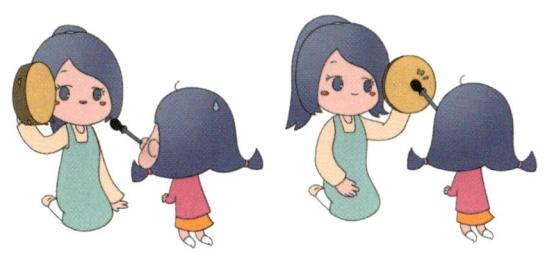

2. 治疗师演唱歌曲《跟着我》，同时把鼓举到上下左右不同的位置，在每一个乐句结束的时候停下来，让儿童敲鼓。儿童需要跟上治疗师的速度和位置，并准确地敲中鼓面。

参考乐谱：《跟着我》

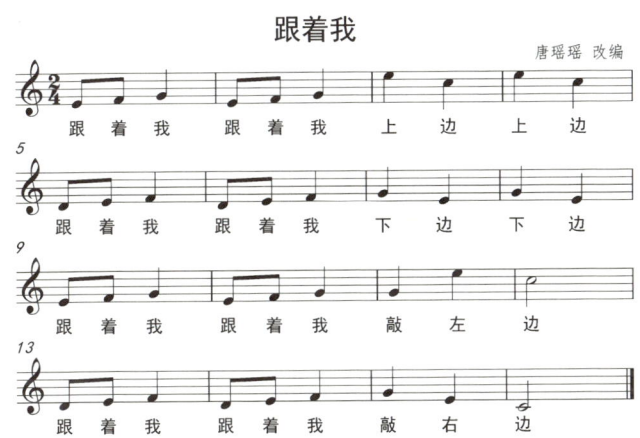

（五）活动要点及扩展方式

1. 治疗师要准确判断儿童的健侧和患侧肢体。

2. 治疗师要根据儿童的能力来调整鼓停下来的位置。

3. 活动可以扩展为治疗师两手分别拿着两面鼓，儿童用单手或者双手来敲击治疗师的鼓，以增强儿童手眼协调能力、上肢延展能力以及空间感。

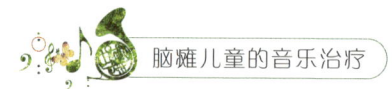

三、活动名称——"踢踏鼓手"

（一）活动目的：提高儿童的注意力，将常见的上肢活动动作迁移到下肢的动作上来，促进下肢运动能力的发展

（二）活动方式：个体/团体

（三）使用的乐器和教具：箱鼓

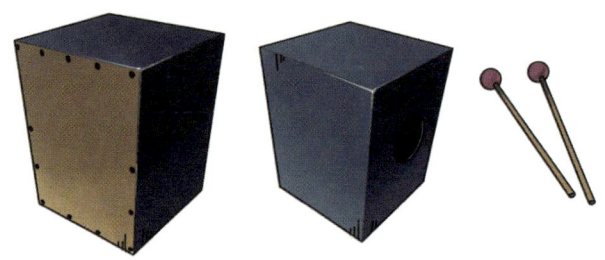

（四）活动步骤

1. 治疗师向儿童介绍箱鼓以及演奏方法。

2. 治疗师辅助儿童坐在箱鼓上用鼓槌敲打箱鼓，听一听箱鼓的声音。

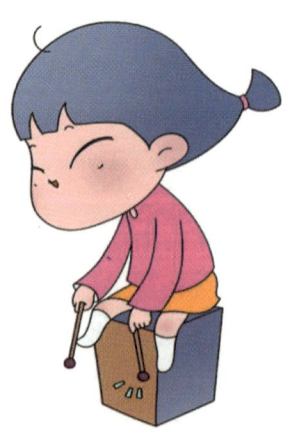

3. 让儿童坐在箱鼓上，用脚跟敲击鼓面，模仿治疗师敲击的节奏。

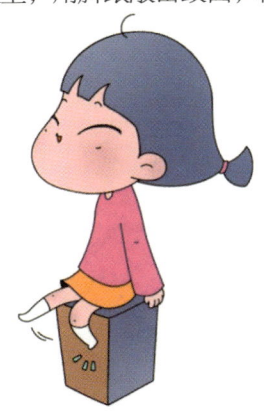

（五）活动要点及扩展方式

1. 在团体的活动中，治疗师可以让参与的儿童依次来踢鼓，或者是由一名儿童"指挥"，组织大家共同演奏。

2. 在团体的活动中，治疗师可以让大家比赛谁踢得最快或谁踢得最响。

3. 在个体活动中，治疗师可以用其他类型的鼓来敲击节奏让儿童模仿，也可以背对儿童演奏一个节奏型让儿童用脚跟模仿出来。

4. 能力较强的儿童，可以在用腿敲击箱鼓的基础上加入手部其他乐器的演奏，例如：手鼓、铃鼓、木鱼等。

5. 还可以在儿童脚腕上系铃铛，同时聆听鼓声和铃声，增加活动的丰富性和趣味性。

四、活动名称——"正中靶心"

（一）活动目的：提高儿童的抓握能力、上肢控制能力以及定位

能力

(二)活动方式:个体/亲子

(三)使用的乐器和教具:哑鼓(Sound shapes)、彩色即时贴纸若干张

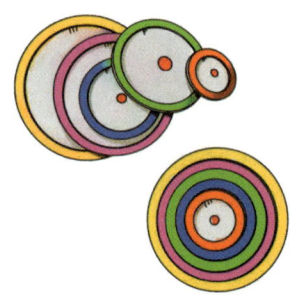

(四)活动步骤

1. 治疗师在每个哑鼓的中心部位贴上圆形彩色贴纸,做成"靶心"。

2. 治疗师双手拿住哑鼓边缘,让儿童在适当的距离用鼓槌敲击鼓面,尽量敲击鼓的"靶心"。

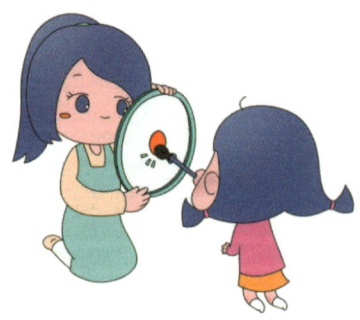

3. 最初使用最大的哑鼓,随着儿童控制力和稳定性的增强,逐步替换为最小的鼓。

4. 治疗师演唱《敲小鼓》，儿童在歌词的提示下敲击鼓面。

参考乐谱：《敲小鼓》

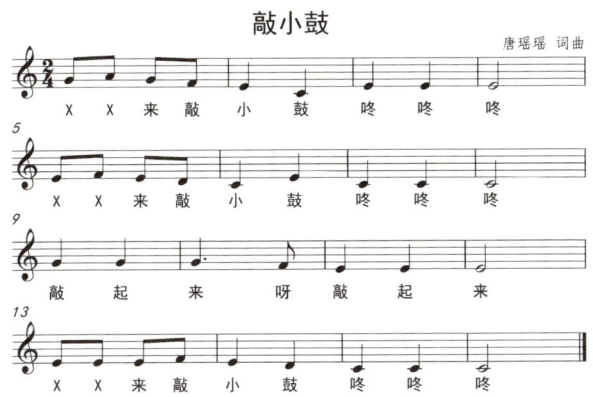

（五）活动要点及扩展方式

1. 该项活动适合小龄儿童或肢体能力较弱的儿童。

2. 在亲子活动中，家长可以辅助儿童去敲击靶心。

3. 在活动中，"靶心"的制作可以灵活掌握。

4. 如果儿童可以独立完成上述活动步骤，治疗师可以根据需要在歌词中增加指令的难度，例如："敲三下"或"敲红色靶心"。

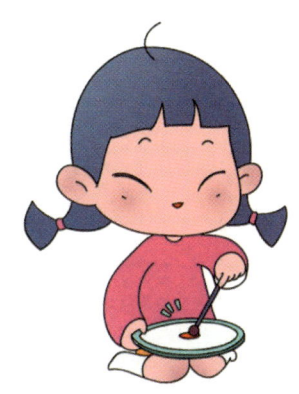

五、活动名称——"海浪沙沙"

（一）活动目的：帮助儿童放松身体和增强上肢平衡能力

（二）活动方式：个体/团体/亲子

（三）使用的乐器和教具：海洋鼓

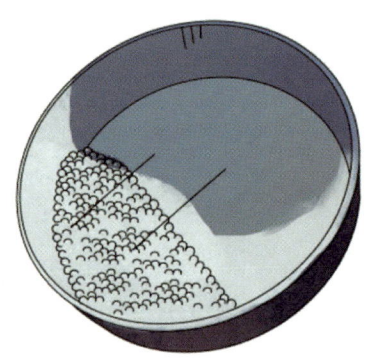

（四）活动步骤

1. 治疗师介绍和演奏海洋鼓，并邀请儿童一起演奏和聆听海洋鼓发出的海浪声。

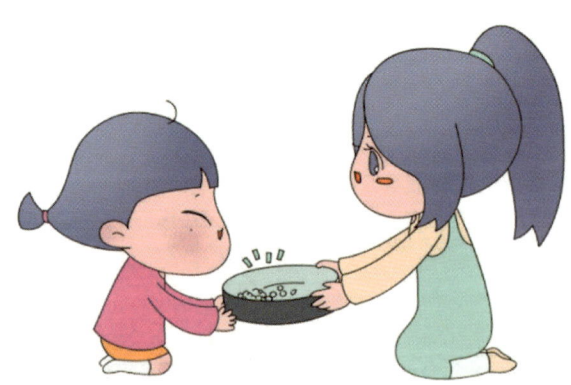

2. 治疗师鼓励儿童自己尝试用海洋鼓摇晃出海浪声。

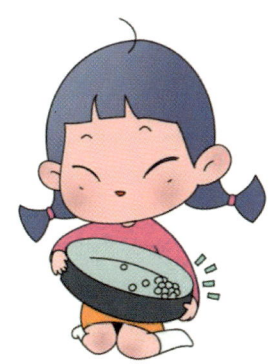

3. 治疗师在儿童演奏的过程中加入一些指导语，例如"慢慢的，放松的，轻轻的"等。

4. 在海浪声的伴奏下，治疗师加入有关大海的歌曲播放或演唱。

参考歌曲：《大海啊，故乡》《浪花一朵朵》《小螺号》《外婆的澎湖湾》等。

（五）活动要点及扩展方式

1. 在亲子活动中，家长可以辅助肢体能力较弱的儿童进行操作。

2. 在团体活动中，治疗师应注意控制海洋鼓的数量，避免声音过于嘈杂吵闹；

3. 治疗师要提醒孩子们放松，轻轻端住海洋鼓，并享受海浪的声音。

4. 对于高功能的儿童，治疗师还可以设计将海洋鼓引入音乐剧中让儿童来进行表演。

六、活动名称——"小小风琴家"

（一）活动目的：锻炼儿童的呼吸能力和精细运动能力

（二）活动方式：个体/亲子

（三）使用的乐器和教具：口风琴、即时贴纸

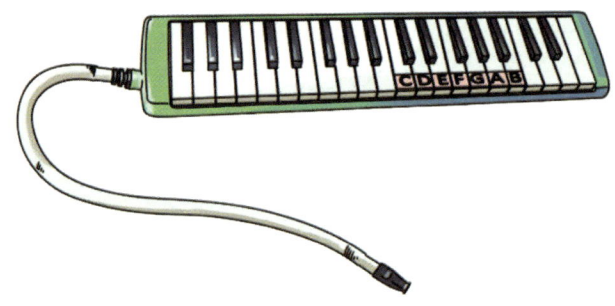

（四）活动步骤

1. 治疗师向儿童介绍口风琴及演奏方式，弹奏儿童喜欢的歌曲。

2. 让儿童向口风琴的吹口吹气，治疗师在键盘上演奏。

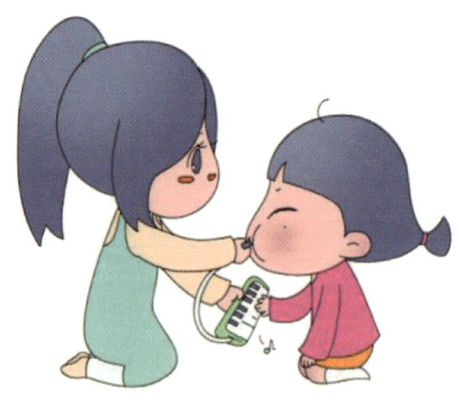

3. 治疗师向口风琴的吹口吹气,让儿童在键盘上用手指自由按琴键。

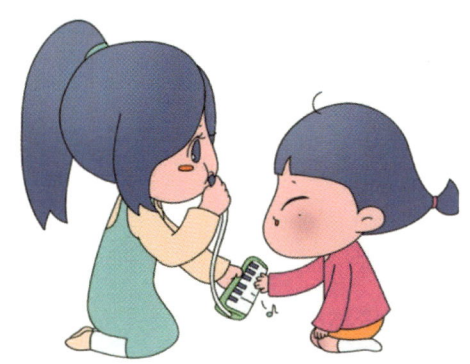

4. 让儿童独立完成口风琴的演奏(自己吹气,自己弹键盘)。最初,治疗师可以帮助儿童扶住吹气口和键盘,待儿童肢体控制能力提高以后再完全独立进行口风琴的演奏。

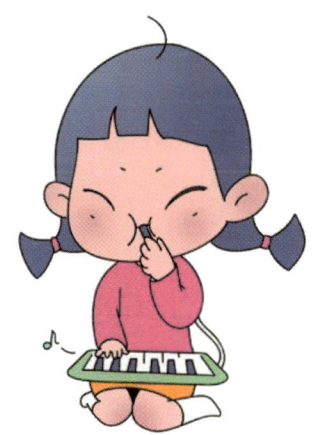

(五)活动要点及扩展方式

1. 治疗师应注意入口乐器的清洁消毒工作。
2. 上述活动步骤二和三可以由儿童和家长来合作完成。

3. 活动难度的设定应该由易到难，循序渐进。

4. 治疗师可以用彩色贴纸标记琴键，增加儿童弹奏的趣味性。

5. 治疗师可以用贴纸标记 CDEFGAB 等音名，增加儿童弹奏的难度和旋律性。

七、活动名称——"神奇小笛子"

（一）活动目的：促进呼吸能力和口腔肌肉的锻炼

（二）活动方式：个体/团体/亲子

（三）使用的乐器和教具：卡祖笛

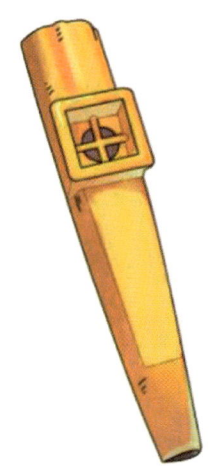

（四）活动步骤

1. 治疗师拿出一只卡祖笛放在口中吹气，卡祖笛不出声。

2. 治疗师给儿童（和家长）发一只卡祖笛吹吹看，若仅吹气，笛子依旧不出声。

3. 治疗师用声带振动的方式（发出"呜"的声音）吹奏卡祖笛，卡祖笛发出了声音。

4. 请儿童尝试使自己的卡祖笛发出声音。

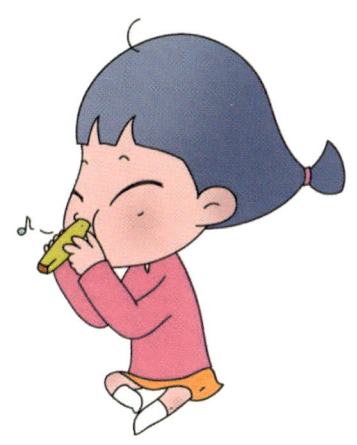

（五）活动要点及扩展方式

1. 治疗师要注意入口乐器的清洁消毒工作。

2. 团体活动中，当大家都掌握卡祖笛的发声方法以后，可以来比赛谁的声音最长、最高、最响等。

3. 高功能的儿童也可以用卡祖笛来表演歌曲，进行独奏或合奏。

八、活动名称——"木琴/钢片琴即兴合奏"

（一）活动目的：锻炼儿童的手眼协调能力、上肢运动能力以及相互合作的意识

（二）活动方式：团体/亲子

（三）使用的乐器和教具：不同型号的木琴和钢片琴

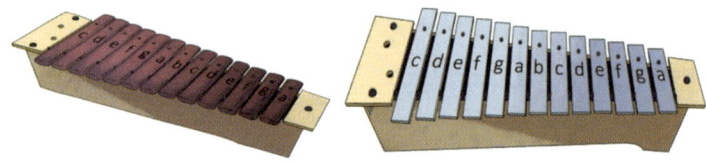

（四）活动步骤

1. 治疗师介绍木琴和钢片琴，并进行演奏示范。

2. 治疗师在每位儿童面前摆放一架木琴（或钢片琴），或分为两人一组，请大家自由敲击。

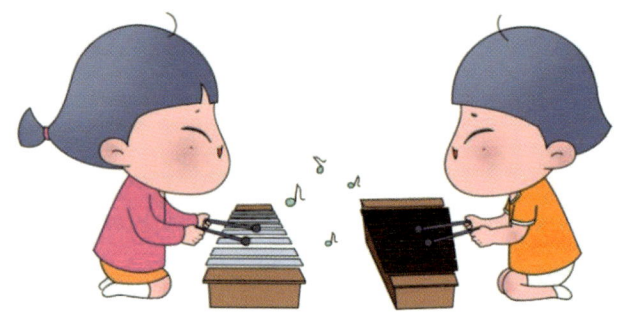

3. 治疗师规定合奏的起止和节拍，并在整个过程中，提供稳定的节奏框架。

4. 让每位儿童依次来指挥其他的儿童进行合奏。

（五）活动要点及扩展方式

1. 可以在即兴演奏的初期，去掉 F 和 B 音条，保证听觉的和谐性。

2. 尽量根据每个儿童的肢体特点，挑选适合的木琴尺寸。

3. 根据不同儿童的情况，在演奏中可以分配不同的任务和角色。

九、活动名称——"钟声乐团"

（一）活动目的：锻炼儿童的上肢运动能力以及提高儿童的注意力和合作意识

（二）活动方式：团体

（三）使用的乐器和教具：钟音棒（甩琴）

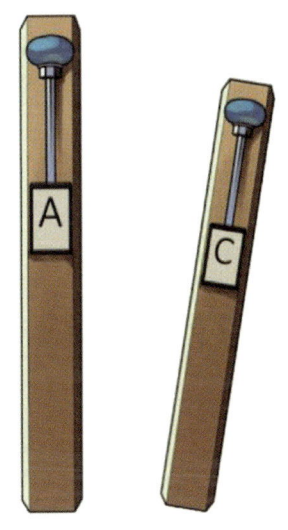

（四）活动步骤

1. 治疗师介绍钟音棒的演奏方法，以及止住钟音棒声音的方法。

2. 每名儿童手持一根不同音高的钟音棒进行演奏。以《西门的钟声》乐谱为例：五根钟音棒的声音分别是 CDEFG。五名儿童可以先在治疗师的指挥下依次练习奏响手中的钟音棒。

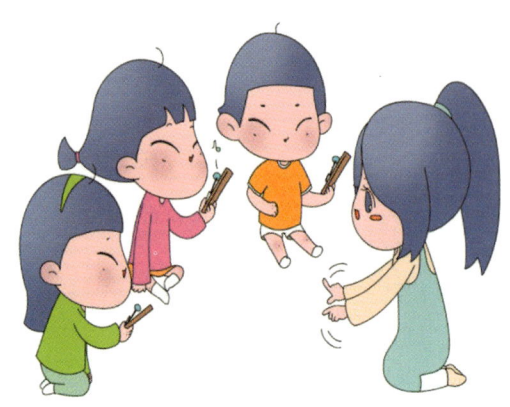

3. 在歌曲《西门的钟声》中，当歌词进行到"一二三四五"时，儿童在治疗师的指挥下按照次序敲击。参考乐谱：《西门的钟声》。①

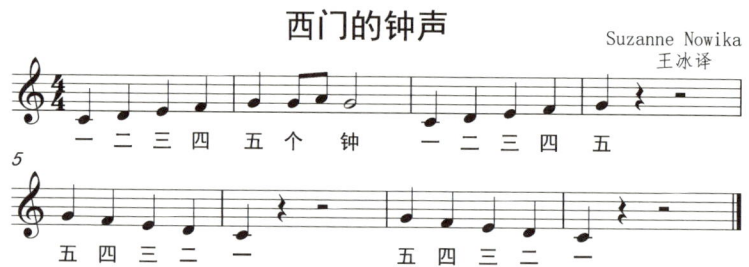

（五）活动要点及扩展方式

1. 由于钟音棒是金属制品，治疗师在活动中应注意儿童的安全，避免磕碰受伤。

2. 根据儿童的数量和能力，可以选择不同的歌曲进行演奏分配。

3. 根据儿童的能力可以发展为每人双手各拿一只不同音高的钟

---

① 王冰. 音乐治疗活动手册. p49. 中央民族大学出版社，2015.

音棒进行演奏。

4. 可以由儿童来担任指挥的角色。

十、活动名称——"欢乐钢琴毯"1

（一）活动目的：锻炼儿童的步态平衡与协调感

（二）活动方式：个体/团体/亲子

（三）使用的乐器和教具：电子钢琴毯

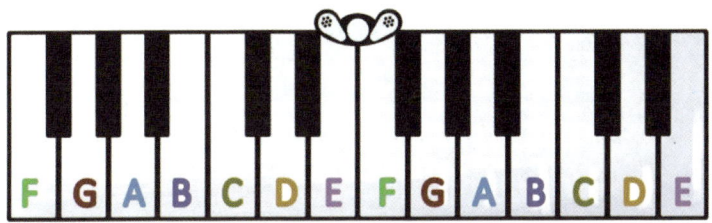

（四）活动步骤

1. 治疗师鼓励儿童走上钢琴毯，尝试感受每一个琴键不同的音高。

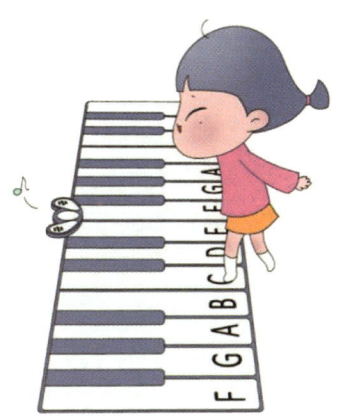

2. 鼓励儿童尽量独立从最高音走到最低音

3. 鼓励儿童在走的过程中只踩白色的琴键；

4. 鼓励儿童只踩黑色的琴键；

5. 用钢琴毯自带的节奏播放功能播放音乐，或由治疗师演奏其他的乐器，建立一个稳定的节奏，让儿童在钢琴毯上跟随节奏慢走。

（五）活动要点及扩展方式

1. 该项活动适合于需要步态训练的儿童。

2. 若儿童的行走不稳时，家长或辅助治疗师需要在儿童旁边做好防护工作。

3. 治疗师可以利用钢琴毯不同的音色对活动做一些创新和变化，增加活动的趣味性。

4. 治疗师可邀请物理治疗师（Physiotherapist，PT）一同合作，观察儿童的步态、体态等情况。

十一、活动名称——"欢乐钢琴毯"2

（一）活动目的：锻炼儿童的平衡能力，提高儿童对步态更精准的控制能力，同时增强儿童对旋律的感知力以及对基本音乐知识的了解

（二）活动方式：个体/团体

（三）使用的乐器和教具：电子钢琴毯、手绘大乐谱、彩色即时贴等

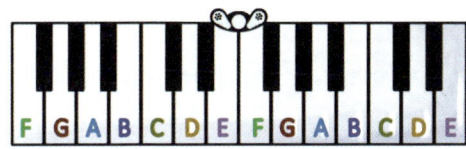

(四)活动步骤

1. 治疗师在钢琴毯的琴键上贴上对应的音名和唱名。

2. 让儿童根据治疗师所给出的唱名或者音名的提示去踩踏相应的琴键。

3. 儿童根据乐谱的(音名或者唱名)提示用钢琴毯演奏儿歌。

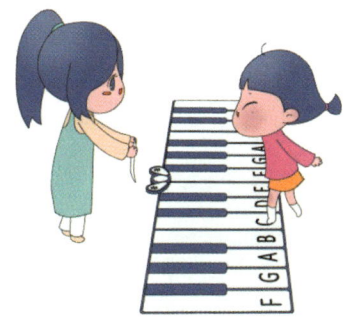

参考乐谱:《粉刷匠》

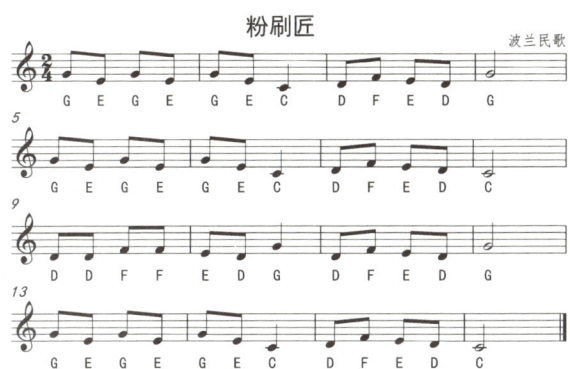

（五）活动要点及扩展方式

1. 该项活动需要儿童有一定的肢体平衡能力和认知能力。

2. 在团体的活动中，治疗师可以使用多个钢琴毯，每名儿童负责不同的琴键。

3. 儿歌的难易程度可以根据儿童的人数、能力和喜好进行自由选择。

4. 除了钢琴毯之外，还可使用钟音棒、木琴、音乐垫、口风琴、钢琴等乐器作为音名和唱名等音乐基础知识学习的工具。

十二、活动名称——"尤克里里手"

（一）活动目的：锻炼儿童手部的精细运动能力，增强儿童的互动意识

（二）活动方式：个体活动

（三）使用乐器和教具：尤克里里

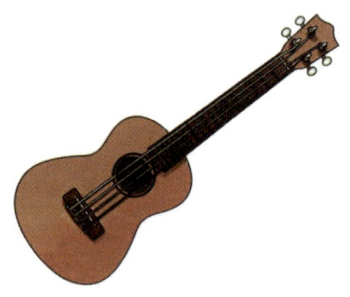

（四）活动步骤

1. 治疗师示范尤克里里的弹奏方法，并使用尤克里里弹唱歌曲。

2. 治疗师左手摁把位，辅助儿童扫弦弹奏尤克里里。

3. 治疗师左手摁把位，扫弦的部分由儿童独立完成。

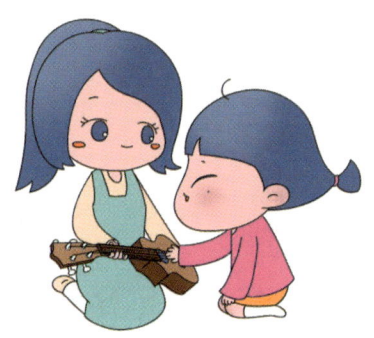

（五）活动要点及扩展方式

该项活动可穿插在其他活动中，例如《你好歌》和《再见歌》中。

1. 治疗师要注意保护儿童的手指。

2. 治疗师可以让儿童一边演唱，一边扫弦。

3. 儿童往往会对尤克里里这类弹拨乐器表现出强烈的兴趣，也容易在过程中获得成就感。在团体活动中，可以让儿童帮助老师伴奏或演唱《再见歌》作为对表现优秀的儿童的奖励。

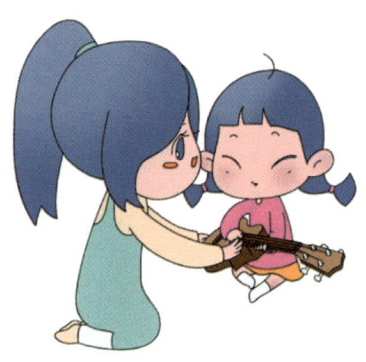

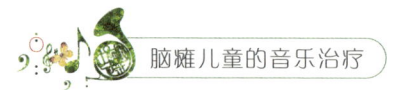

十三、活动名称——"滚一滚、搓一搓"

（一）活动目的：锻炼儿童的抓握能力、上肢运动能力，增强触觉感知和身体协调性

（二）活动方式：个体/团体

（三）使用的乐器和教具：卡巴萨

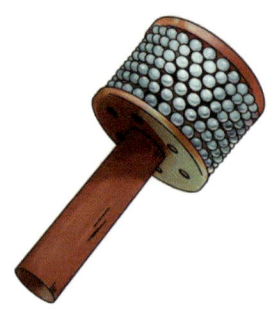

（四）活动步骤

1. 治疗师向儿童示范卡巴萨的演奏方式，用卡巴萨摩擦胳膊、腿等身体各部分发出声音。

2. 治疗师和儿童一起尝试探索卡巴萨的不同演奏方式。

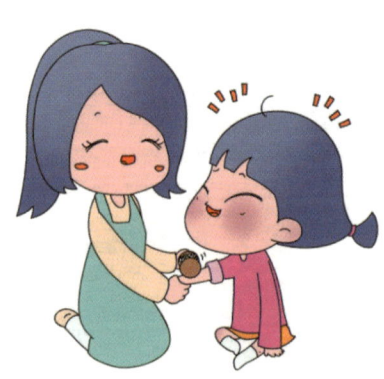

3. 治疗师用歌词提示儿童用身体不同的部位让卡巴萨发出声音。

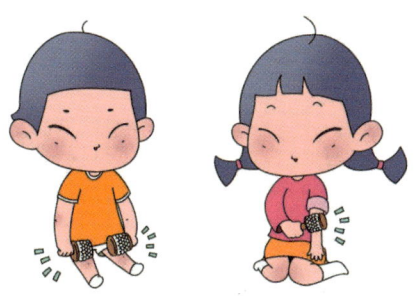

参考乐谱：《头和肩膀膝盖脚》

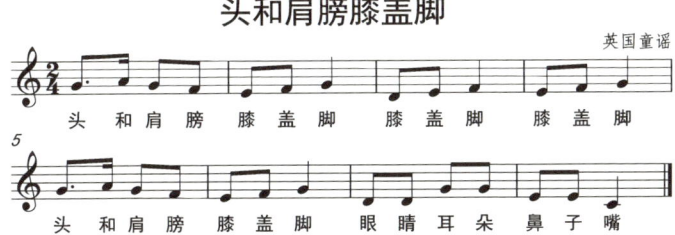

（五）活动要点及扩展方式

1. 治疗师要注意偏瘫儿童的健侧和患侧。

2. 可以启发儿童除了在自己的身体上摩擦，也可以和身边的小伙伴进行互动。

3. 除了用身体，还可以引导儿童拓展其他能够让卡巴萨发出声音的物品。

十四、活动名称——"音乐桥"

（一）活动目的：提高儿童的运动平衡能力

（二）活动方式：个体/团体

（三）使用的乐器和教具：音乐垫

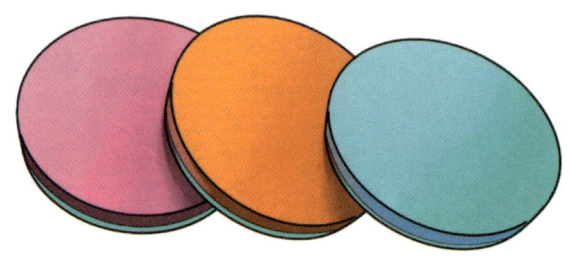

（四）活动步骤

1. 治疗师拿出一片音乐垫放在地上，示范如何用脚踩到音乐垫的中央，使其发出类似风琴声音的单音。

2. 治疗师为每个儿童发一个音乐垫，请他们自己尝试让音乐垫发声。

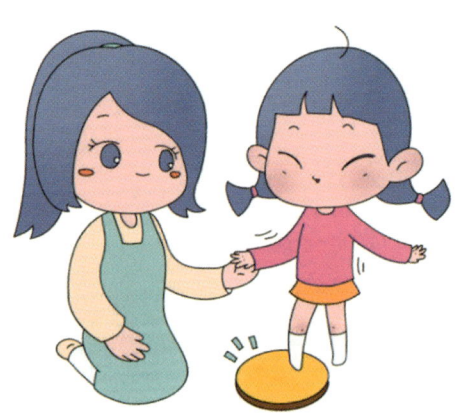

3. 治疗师把所有的音乐垫拼接成一条音乐桥，请儿童一个接一个从桥上走过去，提醒他们不能"掉下桥去"。

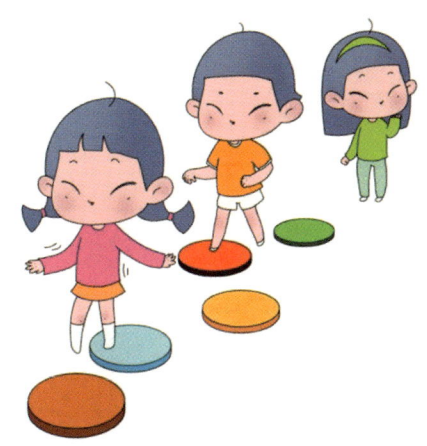

4. 发挥儿童的想象力，改变桥的形状和方向。

（五）活动要点及扩展方式

1. 该项活动适合步态已经比较稳定的儿童参加。

2. 由于音乐垫是中空的，踩上去会有一些软，在活动中需要注意儿童的安全。

3. 治疗师可以根据音乐垫的音高和音乐垫丰富的颜色来增加难度。

4. 如果儿童还不能够走路，可以用坐或者是跪着走的方式来使用音乐垫。

十五、活动名称——"猜猜高和低"

（一）活动目的：提高儿童的腿部运动能力以及音高辨别能力

（二）活动方式：个体活动

（三）使用的乐器和教具：音乐垫、哑鼓

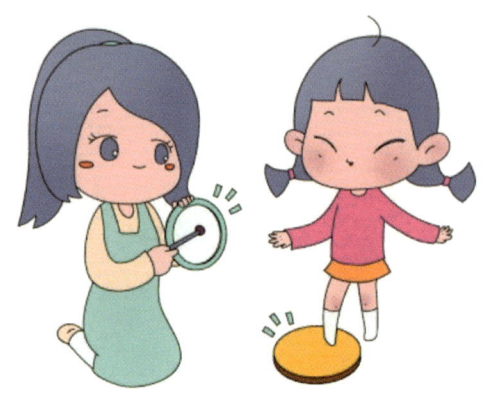

（四）活动步骤

1. 治疗师分别准备两个不同颜色并且音程相距较大的音乐垫，再准备最大和最小的哑鼓各一个（条件允许的情况下可以选用与音乐垫对应颜色的哑鼓）。

2. 治疗师分别敲两个哑鼓，让儿童辨别高音（小）的哑鼓和低音（大）的哑鼓。

3. 治疗师请儿童分别踩踏两个音乐垫，并分辨高音和低音。

4. 治疗师敲击哑鼓，请儿童根据治疗师敲击的哑鼓（听到的是高音还是低音）找出对应的音乐垫，并踩出声音。

（五）活动要点及扩展方式

1. 最初可以使用与音乐垫对应颜色的哑鼓，以便在视觉上给予提示，儿童能够完成之后，可以把哑鼓换成不同的颜色，请儿童完全凭借音高来判断并找出匹配的音乐垫。

2. 逐步加大难度，可以让儿童背对治疗师来进行听辨。

3. 治疗师敲击哑鼓的方法可以不断变化，例如：低→高→低，高→高→低。

4. 音乐垫和哑鼓的数量也可以根据儿童的能力进行适当的增减。

5. 治疗师可以与儿童互换乐器和角色。

十六、活动名称——"走走停停"（初级版）

（一）活动目的：提高儿童的注意力，执行指令的能力，以及身体和步态的控制能力

（二）活动方式：个体/团体

（三）使用的乐器和教具：钢琴或鼓

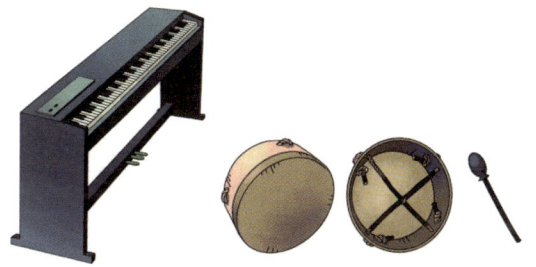

（四）活动步骤

1. 治疗师用钢琴弹奏音乐，儿童听音乐在教室中走步。

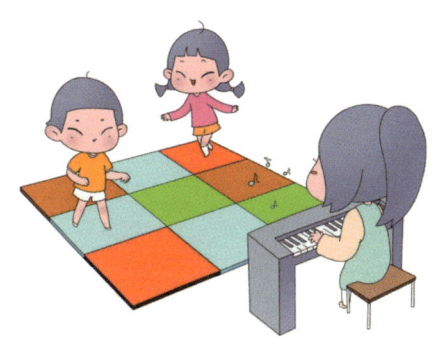

2. 注意提醒儿童在行走的过程中不要碰到别人，也不要跟随别人。

3. 治疗师的弹奏声停止的时候，儿童也要立即停下来，不能动。

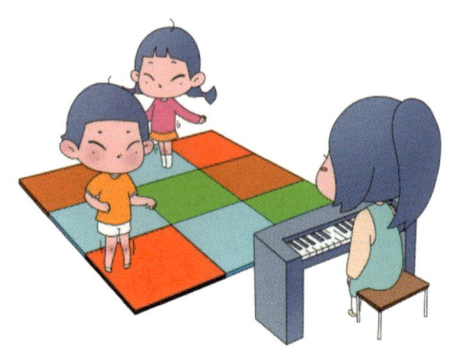

4. 当音乐再次响起的时候，儿童可以继续行走。

（五）活动要点及扩展方式

1. 由于脑瘫儿童往往步态不稳，因此进行该项活动时应注意音乐的速度不要过快。

2. 稳定的、进行曲式的音乐能够帮助儿童稳定步态。

3. 有的儿童在进行活动时会出现肢体控制不稳的情况，这时家长需要跟在儿童身边做好防护。

十七、活动名称——"走走停停"（升级版）

（一）活动目的：提高儿童的注意力以及履行指令的能力。在提高身体和步态控制能力的基础上，加强对颜色、形状、空间等认知能力的锻炼

（二）活动方式：个体活动

（三）使用的乐器和教具：钢琴、音乐垫、彩纸、方形地垫

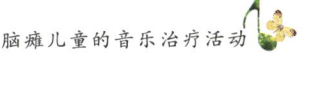

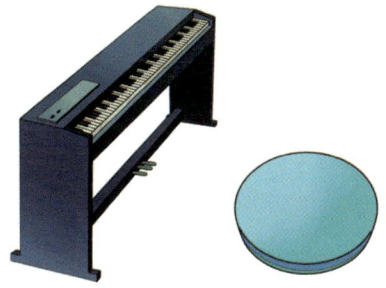

(四)活动步骤

1. 治疗师根据房间的大小,用不同颜色的方形地垫铺成 3×3 (4×4) 的活动区域。

2. 治疗师把圆形的音乐垫分散地放在地垫上,注意音乐垫的颜色不要与地垫的颜色重合。

3. 治疗师根据音乐垫的颜色用彩纸裁出不同颜色的圆形。

4. 治疗师弹琴,请儿童听音乐在地垫上走步,并注意在行走的过程中不要碰到音乐垫。

5. 音乐停止的时候,儿童也要停下来不能动。

6. 治疗师举起一枚圆形的彩纸,请儿童根据彩纸的形状和颜色找到相应的音乐垫,并踩出声音。

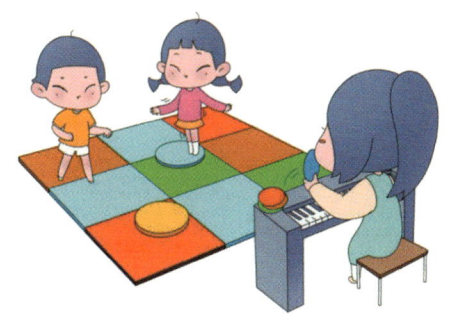

（五）活动要点及扩展方式

1. 该项活动以个体为宜，儿童数量太多则容易争抢，发生危险。

2. 必要时，家长可以在旁边进行辅助和保护。

3. 治疗师要注意音乐的节拍和速度不要过快或过慢。

4. 可以根据儿童的能力，增加方形的彩纸数量。当音乐停止时，治疗师举起 2～3 枚不同颜色和形状的彩纸，增加活动难度。

十八、活动名称——"音乐放松"

（一）活动目的：降低儿童异常的肌张力，增进亲子互动和帮助儿童放松身体

（二）活动方式：个体/团体/亲子

（三）使用的乐器和教具：钢琴或音乐播放器

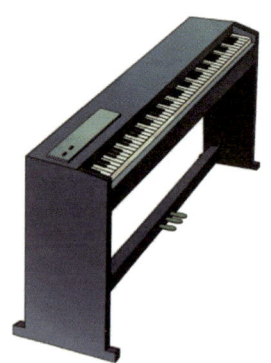

（四）活动步骤

1. 请儿童躺在垫子或躺椅上，闭上眼睛保持安静。

2. 治疗师演奏钢琴或播放舒缓的音乐。

3. 治疗师可以使用"引导式肌肉渐进放松"的方式辅助儿童进行身体放松。

4. 若是亲子活动,家长可以在儿童身边,轻柔按摩儿童的身体,鼓励儿童放松。

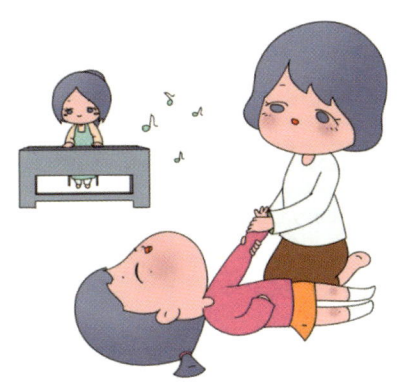

(五)活动要点及扩展方式

1. 该项活动推荐用于肌张力过高的儿童。

2. 根据儿童的情况,放松活动的时间可进行调整,并鼓励家长参与。

十九、活动名称——"拇指琴"

(一)活动目的:提高儿童手部精细运动能力,以及激发儿童使用偏瘫侧手指的主动活动

(二)活动方式:个体/团体

(三)使用的乐器和教具:天然椰子壳制拇指琴、人工制拇指琴(大号、小号)

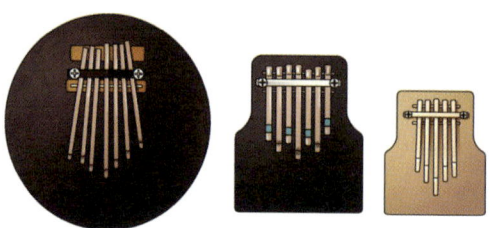

（四）活动步骤

1. 治疗师介绍拇指琴，并示范弹奏方法。

2. 治疗师让儿童尝试自由拨奏拇指琴，聆听拇指琴的声音。对于手部肌张力较高的儿童，治疗师可以帮助儿童拿着拇指琴，辅助儿童进行拨奏。

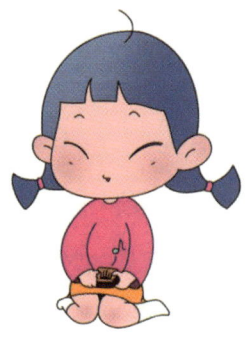

3. 治疗师引导儿童尝试不同的拨奏方法，并鼓励儿童使用不同的手指进行拨奏。

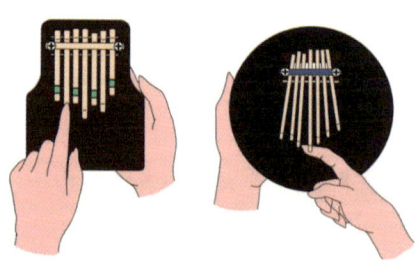

4. 治疗师可以弹奏乐器或播放音乐，请儿童使用拇指琴与音乐进行合奏。

（五）活动要点及扩展方式

1. 若是偏瘫的儿童，应鼓励他多用患侧手以及手指进行拨奏。

2. 儿童手比较小，若独立使用大号的拇指琴，拇指会很难触碰到琴条，因此建议使用小号拇指琴。但是儿童也可能对大号拇指琴的声音更加喜欢，这时治疗师或儿童家长可以帮忙拿着拇指琴，辅助儿童进行拨奏。

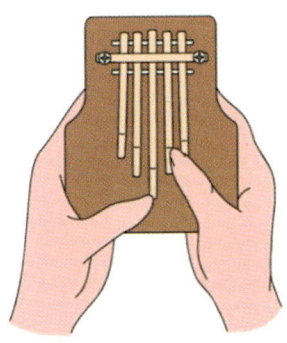

3. 在活动中可以提示儿童注意聆听和比较大号拇指琴与小号拇指琴的声音有什么区别，还可以比较人工制作的拇指琴与天然椰子壳制作的拇指琴之间声音以及形状有什么不同。

二十、活动名称——"铃儿响叮当"

（一）活动目的：帮助儿童进行手部精细动作的训练，培养儿童的音乐合奏能力，帮助儿童学会聆听和等待音乐的休止

（二）活动方式：个体/团体

（三）使用的乐器和教具：电钢琴、拍铃

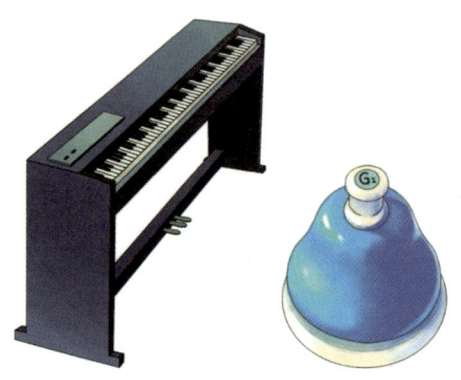

（四）活动步骤

1. 治疗师介绍并示范拍铃的演奏方法，邀请儿童尝试拍奏。

2. 治疗师一边弹唱歌曲，一边演示如何在歌曲休止符的部分加入拍铃的声音。

3. 治疗师邀请儿童进行合奏，并在合奏过程中提示儿童在休止符处拍奏。

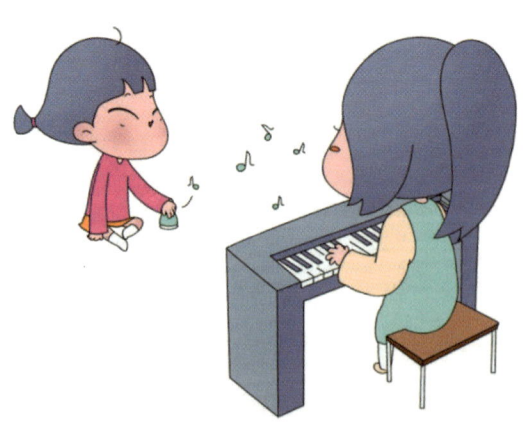

参考乐谱:

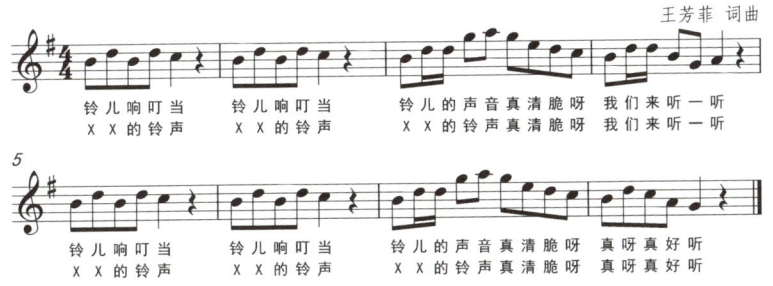

(五)活动要点及扩展方式

1. 当儿童掌握了拍铃的敲奏方法并完成了合奏之后,治疗师可以将拍铃更换为其他类型的音高乐器,以增加精细运动的难度(例如钟音棒或音砖)。

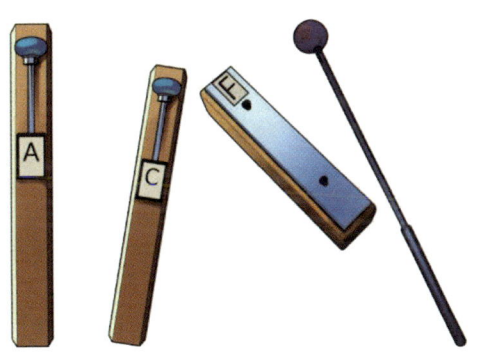

2. 若是儿童与家长以及其他同伴一起参加活动,治疗师可以把每个人的名字放进歌词里,随机唱出儿童的名字,让被唱到名字的成员单独演奏或进行合奏。

以上介绍了 20 例适用于不同障碍程度的脑瘫儿童的代表性音乐

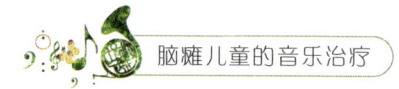

治疗活动及操作方法，希望大家能够从中得到一些灵感和启发。我们为每一个活动都配上了手绘插图，是为了大家能够更加直观地了解活动内容和所使用的乐器。

通过以上活动可以看出，在特殊儿童音乐治疗中，丰富有趣的乐器是非常重要的媒介和工具。每一种乐器都具有各自的风格和特点，它们不同的形状、材质、音色给孩子们带来了视觉、触觉、听觉等多种感知觉的刺激，若使用得当，会使得音乐治疗师如虎添翼，增强治疗效果。在此，笔者想要强调的是，治疗师应该尽量选择那些音质好、制作精良、材质温和的乐器进行音乐治疗活动。乐器不仅要悦耳动听，同时也应是安全的。相反，如果选择了音质差的乐器，则不仅难以达到好的治疗效果，而且可能使儿童失去对声音和音乐的兴趣，甚至会对儿童的听力以及身体产生危害。

另外，我们发现，同样的音乐治疗活动，用于不同的儿童时，或者由不同的音乐治疗师进行操作时，往往会产生效果上的差异。因此，对于介绍的20种音乐治疗活动，笔者建议根据接受治疗的脑瘫儿童的障碍（含肢体、智力、言语理解与表达、行为、注意力等方面）程度，计划/选择/逐渐摸索适宜的活动形式，以使其通过多次的训练活动达到治疗前设定的目标。同时，我们建议非专业人士最好能够在音乐治疗师的指导下进行以上音乐治疗活动。

第五章　脑瘫儿童的音乐治疗案例分享

在第三章里，笔者为大家介绍了脑瘫儿童的音乐治疗程序，①治疗准备阶段——资料收集、评估、制订方案；②治疗实施阶段——实施治疗、记录治疗；③治疗评价阶段——评价治疗效果。

本章将详细介绍对两名脑瘫儿童进行的个体音乐治疗案例，从而使大家进一步熟悉治疗的流程以及各种治疗用表格的填写方式，掌握音乐治疗的流程与方法。出于对个人隐私的保护，案例中两位儿童的基本信息和资料都已经过隐私处理，并且由儿童家长们签署了出版知情同意书（请参照"附表6"），在此，笔者衷心感谢他们无私的分享。

两例脑瘫儿童个体音乐治疗案例

个案1：洋洋（化名）

一、治疗准备阶段

1. 收集资料

在实施音乐治疗之前，音乐治疗师首先请洋洋的母亲填写了

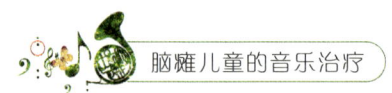

"儿童音乐治疗前调查问卷",并与洋洋的康复师进行了沟通,查看了洋洋的康复评估记录。以下是"儿童音乐治疗前调查问卷"的详细内容。

儿童音乐治疗前调查问卷

儿童姓名:张××(洋洋)	性别:男	年龄:5岁	照片
家长姓名:刘××	与儿童的关系:母子		
家庭住址:北京市××区××路××号			
固定电话:010-××××××××	手机:186××××××××		
电子邮箱:××××@163.com			
在读学校:无			
紧急联系人:刘××	电话:186××××××××		
就诊医院:××医院	主治医生:×××		
康复诊断症状:痉挛型脑瘫双侧瘫轻度			
病因病史:早产			
具体症状(需要改善的问题):运动发育落后			
有无某种发作:无	发作原因:	发作频率:	
症状程度:轻度(√) 中度( ) 重度( )			
是否服药:否	药名及服药时间:	是否有副作用:	
目前为止该儿童接受过哪些治疗方式,效果如何:PT、OT、按摩,有一定改善。			
该儿童的性格特征:开朗(√) 内向( ) 其他:			
该儿童有何爱好:唱歌			
该儿童的音乐经历(是否学过乐器、唱歌或参加过音乐类活动等):无			
是否喜欢音乐:是	是否有特殊的音乐行为:对音乐较敏感,乐感节奏感较好,听几遍就会哼唱。		

续表

喜欢的声音、音乐、儿歌、乐器：不限，都喜欢	讨厌的声音、音乐、儿歌、乐器：无
您为何选择音乐治疗，您希望通过音乐治疗使该儿童的哪些方面得到改善和帮助： 因为孩子非常喜欢听音乐，音乐类型不限，遇到喜欢的音乐听得非常入神和专注，并且孩子音准、节奏较准，想帮孩子开发更多音乐潜能。	
您是否同意治疗师使用文字、声音、影像来记录治疗过程：同意（√）不同意（　）	
您希望该儿童接受多长时间的音乐治疗：三个月（　）半年（　）一年（　）更长（√）	
您决定治疗后能否坚持每次都来，避免间断及半途而废：能（√）不能（　）	
儿童每周可参加音乐治疗的时间：周二上午9：00－10：00，周三上午10：00－11：00	
其他建议或要求：无	

十分感谢您的合作。此调查问卷将会得到妥善保存和管理，在未征得您同意前不会对外泄漏您的隐私。——北京市残疾人康复服务指导中心心理康复科

2. 初次评估

2014年12月16日，洋洋参加了第一次音乐治疗评估活动。评估主要通过与评估内容相适应的音乐活动进行，评估方法为观察记录法，下表为初次评估的结果。

脑瘫儿童音乐治疗初步评估表

儿童姓名：洋洋　　　　性别：男　　　　　　年龄：5岁

障碍类别：脑瘫　　　　评估日期：2014.12.16　　评估人：王芳菲

评估次数：第（1）次

	项目	是	否	备注	综合说明
语言能力评估	能控制说话音量	(√)	( )		优势：发音清晰，音量适中，能主动与治疗师进行语言交流。 劣势：无
	说话速度很快	( )	(√)		
	说话时声音平稳	(√)	( )		
	说话声调正确	(√)	( )		
	发音清晰	(√)	( )		
	口吃	( )	(√)		
	自言自语	( )	(√)		
	词不达意	( )	(√)		
	其他	对于数字和字母比较敏感。			

		项目（独立完成）	能	否	备注	综合说明
运动能力评估	粗大运动	站立	(√)	( )		优势：可以独自站立、行走，坐在椅子上，有利于参与不同类型的音乐活动。 劣势：姿势异常，步速较慢。无法完成跑、跳、蹲等动作。坐在无靠背的凳子或垫子上时坐姿不稳，需要有人支撑。
		坐	(√)	( )	坐在椅子上时可以控制坐姿，坐在地上的垫子上时无法保持直立坐姿，需要有人帮助支撑。	

续表

		项目（独立完成）	能	否	备注	综合说明
运动能力评估	粗大运动	行走	(√)	( )	姿势异常，步速慢。	
		跑	( )	(√)		
		跳	( )	(√)		
		蹲	( )	(√)		
		爬	(√)	( )	爬时较吃力。	
		单腿站立	( )	(√)		
		跺脚	( )	(√)		
		手臂伸展	(√)	( )		
		其他				
	精细运动	项目	能	否	备注	优势：右手精细运动尚可，能够完成一些乐器的操作。劣势：由于左手精细运动较差，导致不愿主动使用左手。
		抓握	(√)	( )	右手可，左手无法完成。	
		拍手	(√)	( )		
		敲打	(√)	( )		
		手指捏物品	(√)	( )	右手可，左手无法完成。	
		独立伸出手指	(√)	( )	右手可伸出食指，左手无法完成。	
		其他				
	协调能力	项目	是	否	备注	由于肌张力较强，动作僵硬，影响了运动效率和准确性，导致整体协调能力较差。
		双手协调	( )	(√)		
		双脚协调	( )	(√)		
		手脚协调	( )	(√)		
		其他				

续表

	项目	是	否	备注	综合说明
情绪情感评估	友好愉快	(√)	( )		优势： 情绪稳定，性格开朗友好，活动参与度和配合度较高。 劣势： 无
	积极配合	(√)	( )		
	愤怒敌对	( )	(√)		
	焦虑	( )	(√)		
	恐惧	( )	(√)		
	情绪稳定	(√)	( )		
	被动	( )	(√)		
	退缩	( )	(√)		
	其他				

	项目	是	否	备注	综合说明
人际沟通能力评估	面对新伙伴或陌生人时很自然	( )	(√)	有些害羞。	优势： 人际沟通能力较好，对不熟悉的人虽有些害羞，但没有排斥拒绝反应。与人沟通时有对视、主动性的语言及情绪反馈。 劣势：无
	关心他人	(√)	( )		
	与人沟通时有对视	(√)	( )		
	只与特定的某人沟通	( )	(√)		
	能简单回答问题	(√)	( )		
	有非语言沟通	(√)	( )		
	能用语言表达需求	(√)	( )		
	能够听从指令	(√)	( )		
	其他				

		项目	是	否	备注	综合说明
认知能力评估	注意力	没有障碍	(√)	( )		优势： 对有兴趣的活动能保持长时间的注意力。 劣势： 无
		注意力不集中	( )	( )		
		其他				

续表

		项目	是	否	备注	综合说明
认知能力评估	记忆力	没有障碍	(√)	( )		记忆力无障碍。
		记忆困难	( )	( )		
		记忆混乱	( )	( )		
		其他				
		项目	是	否	备注	综合说明
	理解力	没有障碍	(√)	( )		理解力未发现障碍。能够听懂治疗师的指示并进行语言和行为反馈，能够辨识物品。
		理解困难	( )	( )		
		其他	喜欢念英文字母和数字，看到乐器的英文商标，问治疗师商标写的是什么、怎么读。			

		项目	具体分类	备注	综合说明
音乐能力评估	节奏	规律性	自由无固定模式（ ）		优势：节奏感很好，右手敲节奏时能保持一定的规律性。劣势：左手肌肉控制能力差，影响准确的节奏敲击。
			有固定模式（√）		
		敲击方式 受影响度	节奏不受音乐影响（ ）		
			节奏受音乐影响（√）		
		力度	敲击充满力量（√）		
			敲击力度很小（ ）		
		节奏模仿能力 完成节奏的复杂度	完整模仿简单节奏（√）	能够完成4分音符、8分音符及附点4分音符的模仿。	
			完整模仿复杂节奏（ ）		

续表

	项目		具体分类	备注	综合说明
音乐能力评估	节奏	节奏记忆能力	节奏记忆长度	1（ ）2（√）3（ ）4（ ）5（ ）6（ ）7（ ）8（ ）小节		
	旋律	歌唱的音准	完全准（√）		优势：音准很好，能够发音清晰地完整唱出熟悉的歌曲。
			部分准（ ）		
			完全不准（ ）		
		歌唱完整性	唱整首儿歌歌词（√）		
			唱某部分歌词（ ）		
			哼唱整首旋律（√）		
			哼唱某部分旋律（ ）		
			没有发出声音（ ）		
		歌词清晰度	全部发音清晰（√）		
			部分发音清晰（ ）		
			发音全不清晰（ ）		
	其他	是否有特殊音乐行为	是（√）否（ ）	听到喜欢的歌会露出笑容，跟着哼唱。	听到喜欢的音乐时很专注，听到熟悉的歌曲时会跟着一起哼唱。对于音量较为敏感：当治疗师用中等力度敲鼓时，会捂住耳朵说"太吵了"，但轮到自己敲鼓时反而有时很用力，可
		是否对某声音有不适反应	是（√）否（ ）	对于音量较为敏感：听到治疗师用中等力度敲鼓时，会捂住耳朵说"太吵了"。	

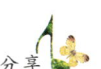

续表

		项目	具体分类	备注	综合说明
音乐能力评估	其他	是否有某种特定的音乐喜好	是（ ） 否（√）	暂时未发现。	能与肢体控制能力差有关。
综合评价		积极资源	性格开朗，参与活动积极主动，能用语言和情绪进行自我表达和沟通。参加音乐活动时很专注。喜爱音乐，音准和节奏感很好。能够独立站、行走、坐（需要椅子有靠背），有助于参与不同类型的音乐活动。		
		需要改善的领域	需要改善的部分主要集中在运动能力方面，包括：步态姿势异常；坐姿不稳；缺乏使用上肢和左手的主动性；手部精细运动能力差；协调能力差。		
		预定治疗目标	1. 提高运动能力：增强上肢及左手使用的主动性；提高手部精细运动能力；增强腿部肌肉的控制能力，改善步态；提高肢体协调能力。 2. 培养创造力，增强自信心和满足感。 3. 帮助家长了解音乐治疗理念，掌握一些简单的活动方法，将音乐治疗延伸到日常生活中。		

3. 制订方案

通过初步评估，治疗师对洋洋的各方面情况有了初步了解，确认了洋洋的积极资源的潜力以及需要改善的领域，初步制定了治疗目标，并制订了具体的治疗方案，请看下表。

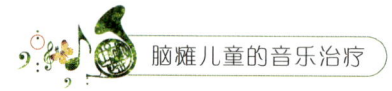 脑瘫儿童的音乐治疗

音乐治疗方案（个体）

音乐治疗师：王芳菲　　日期：2014.12.23　　是否录像：否

辅助治疗师：无　　　　时间：9：30－10：10　　录像负责人：无

陪同人员：洋洋的母亲　　实施频率：每周一次

儿童姓名：洋洋		病症：脑瘫	第（1）次治疗	地点：507
治疗目标	长期目标 Goals（用"G"表示）	G1：提高运动能力：增强腿部肌肉的控制能力，改善步态，增强上肢及左手使用的主动性，提高手部精细运动能力，提高肢体协调能力。 G2：培养创造力，增强自信心和满足感。 G3.帮助家长了解音乐治疗理念，掌握一些简单的活动方法，将音乐治疗延伸到日常生活中。		
	短期目标 Objective（用"O"表示） ＊第一阶段为前8次治疗。	O1：在第一阶段，每次在《你好歌》时，能主动用双手晃动沙锤为音乐伴奏。（G1） O2：在第一阶段，每次唱《再见歌》时，能主动挥舞手臂与治疗师再见。（G1） O3：在第一阶段，每次在敲鼓活动中能够积极使用上肢敲鼓，并敲中鼓心至少1次。（G1） O4：在第一阶段，每次的乐器活动中，能主动使用左手操作乐器至少1次（G1）。 O5：在第一阶段，每次在肢体律动类活动中，能够独立行走至少2次。 O6：在第一阶段，每次在乐器活动中，能够在治疗师的提示或自身的创意下，使用两种不同的方式弹奏乐器。（G2）。 O7：在第一阶段，帮助洋洋妈妈学会4种简单的音乐治疗活动方法，使其能够回到家中与洋洋一起做。（G3）		

续表

	序号	活动名称	内容	备注
治疗方案	1	《你好歌》（O1）	治疗师用电钢琴弹唱《你好歌》向洋洋和妈妈问好，并邀请洋洋和妈妈每人手持两个沙锤进行伴奏。	请洋洋和妈妈并排坐在两把儿童椅上。
	2	《一起来敲鼓》（O3、O4、O5、O7）	治疗师一边唱《敲鼓歌》，一边手持一个哑鼓，伸到手拿鼓槌的妈妈和洋洋面前，请被唱到名字的人来敲鼓。（事先在哑鼓中心贴上圆形贴纸，鼓励洋洋瞄准鼓心敲击。） 步骤（由易到难）： 1. 最初让洋洋坐在小椅子上敲治疗师手中的鼓，完成后再站起来敲。治疗师持鼓在室内进行移动，促使洋洋走上前敲鼓，以及增加使用上肢及步行的次数。 2. 当洋洋熟悉活动规则之后，可与治疗师交换角色（洋洋拿鼓，治疗师和妈妈持鼓槌走上前敲鼓）。 3. 增加鼓槌和鼓的数量，让洋洋手拿两个哑鼓（一手一个）或手拿两支鼓槌，分别担任敲鼓和持鼓的角色，促使洋洋多使用劣势侧手臂。 *此项活动是洋洋妈妈能够带回家的活动。可以使用书、纸板、碗等材料作为手鼓，使用筷子作为鼓槌来进行。	通过妈妈的共同参与以及示范，调动洋洋参与活动的主动性。 敲鼓时注意变换不同角度和高低，促使洋洋使用上肢和下肢进行运动。

续表

	序号	活动名称	内容	备注
治疗方案	3	《铃儿响叮当》（04、06）	治疗师钢琴弹唱歌曲《铃儿响叮当》，洋洋与妈妈每人手拿一个拍铃（音名分别为C、G），在歌曲中进行演奏。拍的方式可以用手心拍，也可以用手指按。治疗师在歌曲中唱出哪个人的名字，哪个人就来演奏。当洋洋熟悉方法之后，可以同时使用两个拍铃进行演奏。	把拍铃放在腿上有可能不稳，为增加稳定性，可以在椅子前面放一个小桌子，将拍铃放在上面。
	4	钢琴即兴弹奏（04、06）	治疗师邀请洋洋自由弹奏钢琴，并事先询问洋洋想自己弹奏还是与治疗师一同弹奏。若选择自己弹奏，治疗师与洋洋妈妈坐在小椅子上当观众。若选择一起弹奏，治疗师坐在洋洋左侧，陪伴洋洋一起弹琴，并使用和声伴奏对洋洋的弹奏给予音乐支持。	弹奏时鼓励洋洋多使用左手。
	5	《再见歌》（02）	治疗师弹唱《再见歌》，请洋洋和妈妈与治疗师一起挥手说再见。	

	类型	名称	数量	用于哪个活动	备注
准备工作	乐器	电钢琴	1	《你好歌》《再见歌》钢琴即兴弹奏	
		哑鼓	2	《一起来敲鼓》	中号
		鼓槌	2	《一起来敲鼓》	
		拍铃	4	《铃儿响叮当》	两个C两个G

续表

	类型	名称	数量	用于哪个活动	备注
准备工作	玩教具	彩色贴纸	2	《一起来敲鼓》	剪成圆形，贴到哑鼓的鼓心。
	其他设备	儿童椅	2	洋洋和妈妈坐时用	
		地垫	16块	方便脱鞋参加活动	
其他	活动内容可能会根据洋洋当日的情绪以及参与情况进行临时调整。				

二、治疗实施阶段

1. 实施音乐治疗

治疗师完成了准备工作，迎来了洋洋和母亲参加第一次治疗活动。在以下的"音乐治疗记录表"中，治疗师通过"入室状态、活动内容、离室状态、活动总结"四个部分，详细记录了本次治疗活动的内容。

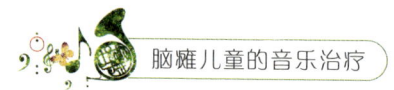

音乐治疗记录（个体）

音乐治疗师：王芳菲　　是否录像：否　　日期：2014年12月23日
辅助治疗师：无　　　　录像负责人：无　　时间：9：30－10：10
陪同人员：洋洋的母亲　　地点：康复中心507

| 儿童姓名：洋洋 | 性别：男 | 年龄：5岁 | 第（1）次治疗 |

入室状态	洋洋和妈妈提早来到音乐治疗室门前等待治疗师。当洋洋看见治疗师走来时，主动和老师问好，并要求帮助开门。治疗师把钥匙递给洋洋，他努力用右手握住钥匙想要插进锁孔里。过程中可以观察到洋洋左手一直攥着拳头，大拇指紧贴着食指；右手拿钥匙时，拳头攥得很紧，手部有一些颤抖，总是对不准锁孔。于是，治疗师扶住洋洋的手，帮他对准了锁孔把门打开。开门后，洋洋向房间内走去，走路时步速稍慢，左脚掌整个着地，右脚脚尖着地，走路时躯干左右摇摆。当看到房间中央有两个儿童椅时，洋洋便直接坐上了其中一个，他的母亲坐在了旁边的椅子上。治疗师进行自我介绍之后，问洋洋叫什么名字，洋洋回答："叫洋洋，今年5岁。"				
活动内容	序号	活动名称	目的	内容	儿童的反应
	1	《你好歌》	O1	治疗师用电钢琴弹唱《你好歌》，向洋洋和妈妈问好，并邀请洋洋和妈妈每人手拿两个沙锤进行伴奏。	洋洋接过沙锤，晃动了两下，之后一直专注地看着治疗师弹唱《你好歌》。当治疗师唱到"洋洋你好"时，洋洋回应说"你好"并露出笑容。当治疗师唱"大家好"时，洋洋也跟着一起说"大家好"。

续表

	序号	活动名称	目的	内容	儿童的反应
活动内容	2	《一起来敲鼓》	03、04、06、07	治疗师一边唱，一边手持一个哑鼓，伸到手拿鼓槌的妈妈和洋洋面前，请被唱到名字的人来敲鼓。 步骤： ①最初请洋洋坐在小椅子上敲治疗师手中的鼓，完成后再站起来敲。治疗师持鼓在室内进行移动，促使洋洋走上前敲鼓，以及增加使用上肢及步行的次数。 ②当洋洋熟悉活动规则之后，与治疗师交换角色（洋洋拿鼓，治疗师和妈妈持鼓槌走上前敲鼓）。	步骤①时的反应： 洋洋坐在椅子上敲鼓时，用右手拿着鼓槌，能够跟随治疗师手鼓的方向敲中鼓面，有两次敲中鼓心，其余敲在鼓面的不同位置。之后，治疗师请洋洋和妈妈站起来敲鼓。洋洋能够站起来，积极走到治疗师的位置，由于走路时步速加快，有一些不稳。当走到治疗师面前时，洋洋举高手臂敲到了治疗师的鼓，敲中后还会高兴地笑出声来。 步骤②时的反应： 洋洋手里拿着鼓，努力走到不同的位置，把鼓举到胸前，让治疗师和妈妈敲鼓。被敲到时，兴奋地笑出声来。 步骤③时的反应： 洋洋双手拿鼓槌时，倾向于用右手敲奏。在手拿哑鼓时，也总是举起右手。只有当治疗师和妈妈提示洋洋用左手敲鼓和举起哑鼓时，洋洋才使用了左手。

续表

	序号	活动名称	目的	内容	儿童的反应
活动内容				③增加鼓槌和鼓的数量，请洋洋手拿两个哑鼓（一手一个）或手拿两支鼓槌，分别担任敲鼓和持鼓的角色，促使洋洋多使用劣势侧手臂。 ＊敲鼓活动结束后，治疗师告诉洋洋妈妈这个活动是能够带回家的活动。可以使用书、纸板、碗等材料作为手鼓，使用筷子作为鼓槌来进行。	
	3	《铃儿响叮当》	O4、O6	治疗师使用电钢琴弹唱《铃儿响叮当》，进行了示范之后，就把拍铃递给了洋洋和妈妈。 请洋洋与妈妈每人手拿一个拍铃（音名分别为C、G），	洋洋对拍铃很感兴趣，当治疗师把拍铃递给他之后，他立即不停地拍起来。先是用手心拍，然后改为使用右手的食指按铃。接着治疗师开始弹琴，在唱到洋洋的名字时，把钢琴声停住，等待洋洋的铃声。洋洋在治疗师弹奏时一直在

续表

	序号	活动名称	目的	内容	儿童的反应
活动内容				在歌曲中进行演奏。治疗师提示二人选择自己喜欢的方式拍奏，可以用手心拍，也可以用手指按。治疗师在歌曲中唱出哪个人的名字，哪个人就来演奏。当洋洋熟悉方法之后，治疗师又递给洋洋一个拍铃，请他同时使用两个拍铃演奏。	拍铃，当治疗师停止弹奏时，洋洋也停止拍铃的动作，抬起头看着治疗师。这时，治疗师把手放到耳边，做出等着聆听洋洋的铃声的姿势，洋洋看到后，立即拍了两下铃铛。治疗师说"真好听"，接着继续弹唱。接下来，洋洋能够仔细聆听并等待治疗师唱到自己时再拍铃，有时拍一声，有时连续拍。唱了两遍之后，治疗师又分别递给洋洋和妈妈一人一个铃铛，请他们在歌曲中同时拍两个铃铛。洋洋在第一遍歌曲时，一直用右手轮流拍两个铃铛，在治疗师和妈妈的提示下，偶尔用左手拍一下铃铛。在第二遍的时候，洋洋主动使用了左右手一起拍铃，左手拍时始终是半握拳状，没有把手指张开。

续表

	序号	活动名称	目的	内容	儿童的反应
活动内容	4	钢琴即兴弹奏	O4、O6	治疗师邀请洋洋自由弹奏钢琴。事先询问洋洋想自己弹奏还是与治疗师一同弹奏。	治疗师和妈妈扶着洋洋刚坐到钢琴凳上，洋洋立即开始弹起钢琴来了。治疗师问洋洋想要自己弹还是和治疗师一起弹，洋洋说"自己弹"。于是，治疗师和妈妈坐在对面的小椅子上当观众。洋洋在弹奏时使用了不同的弹奏方法，他有时两手攥住拳头同时或交替按到琴键上，还会用肘部按琴键，有时把右手五指张开伸直按琴键，有时用右手的食指按键。按琴键时的音量时大时小，并尝试弹奏不同音区的琴键，包括最高音区和最低音区。洋洋弹奏时非常专注，一直盯着钢琴，没有说话。治疗师提示洋洋结束弹奏，但是洋洋没有理会，继续弹着琴。这时，洋洋妈妈说："洋洋，音乐课快要结束了，咱们晚上回家再一起弹电子琴吧。"洋洋听到后才停下来，离开了钢琴，坐回到自己的小椅子上。

续表

	序号	活动名称	目的	内容	儿童的反应
活动内容	5	《再见歌》	O2	治疗师使用左手弹钢琴伴奏,右手与洋洋和妈妈挥手,唱《再见歌》。	洋洋专注地聆听治疗师唱歌,当治疗师唱到"下次再相见"时,洋洋回应治疗师说:"下次再见!拜拜,拜拜!"同时挥动了右手(以手腕为轴上下摆动手),之后与妈妈一同离开了治疗室。

离室状态	活动结束后,治疗师与洋洋妈妈简单进行了沟通并布置了作业,请她这周回家后与洋洋一起玩今天活动中的"敲鼓活动"。 离开房间时,洋洋情绪平稳,面带笑容,与治疗师说再见后就和妈妈一同离开了治疗室。

今日活动总结	儿童总体状态	洋洋今天情绪稳定,能够积极参加各项活动。在治疗过程中注意力集中,能主动与治疗师进行语言交流。洋洋对活动中的几种乐器都显露出兴趣,特别是对于钢琴兴趣浓厚。在活动最初,洋洋不愿主动使用左手,在活动的后半段洋洋开始主动使用左手操作乐器(拍铃和钢琴)。		
	目标完成情况	目标项目	是否完成	备注
		O1:在第一阶段,洋洋每次在听《你好歌》时,能够主动用双手晃动沙锤为音乐伴奏。(G1)	是	洋洋第一次听《你好歌》,此时沙锤只晃动了两下,更多的注意力放在了聆听治疗师唱歌上。
		O2:在第一阶段,洋洋每次唱《再见歌》时能够主动挥舞手臂与治疗师再见。(G1)	是	挥动了右手,以手腕为轴上下摆手。

续表

		目标项目	是否完成	备注
今日活动总结	目标完成情况	O3：在第一阶段，洋洋每次在敲鼓活动中能够积极使用上肢敲鼓，并敲中鼓心至少1次。（G1）	是	右上肢使用较为积极，左上肢的使用较为被动，需要提示。右手持鼓槌两次敲中鼓心。
		O4：在第一阶段，洋洋每次在乐器活动中，能够主动使用左手操作乐器至少1次（G1）。	是	在《铃儿响叮当》活动以及"钢琴即兴弹奏"活动中，主动使用了左手两次以上。
		O5：在第一阶段，洋洋每次在肢体律动类活动中，能够独立行走至少2次	是	在"敲鼓活动"中，洋洋主动走向治疗师并敲鼓，超过2次。
		O6：在第一阶段，洋洋每次在乐器活动中，能够在治疗师的提示或自身的创意下，使用两种不同的方式弹奏乐器。每次完成时治疗师与洋洋妈妈要给予表扬和鼓励（G2）。	是	拍铃时，使用了手心拍和食指按两种方式。弹钢琴时，使用了拳头、手掌、肘部按键，并尝试了不同的音区。
		O7：在第一阶段，帮助洋洋妈妈学会4种简单的音乐治疗活动方法，使其能够回到家中与洋洋一起做。（G3）	是	今天教给洋洋妈妈敲鼓的活动，并布置了作业。
	治疗师的思考及感悟	今日洋洋的完成度超出了预期，7项目标全部完成。在整个活动过程中洋洋都能够积极参与，注意力也很集中。特别是在钢琴弹奏环节展现出了浓厚的兴趣。下一次活动可以考虑在钢琴活动上再增加一些内容。 虽然主要治疗对象是洋洋，但是从两方面考虑，今后也将采取妈		

续表

	目标项目	是否完成	备注
今日活动总结	治疗师的思考及感悟 妈参加活动的方式。一方面是源于"亲子音乐治疗"的理念，希望家长能够通过亲身体验，对于音乐治疗理念和方法有所理解；另一方面，本治疗过程没有辅助治疗师，因此，在洋洋参加活动时，需要洋洋妈妈给予一些肢体上的辅助（在走路或坐姿不稳时进行帮扶等），同时在进行新内容时，与治疗师合作进行示范。 在今天的治疗中，洋洋妈妈表现出了过分干预的情况，例如在洋洋弹琴时，妈妈说出了"这样弹不对，应该那样弹""这样弹不好听"等评判性的语言。对于这一点，治疗师需要和洋洋妈妈再进行沟通，并在治疗活动中进行相应的引导。		
下次计划	1. 在《你好歌》中，第一遍时鼓励洋洋一起唱歌，第二遍再请洋洋使用沙锤进行伴奏。 2. 下一次的敲鼓活动，可以使用"锣"和"巴弗洛鼓"，在敲鼓互动的环节加入认知的部分，听治疗师唱出乐器的名称来选择敲哪个乐器。可以与治疗师变换角色，由洋洋拿着鼓和锣，治疗师和妈妈用鼓槌敲。 3.《铃儿响叮当》活动，下一次考虑使用"音砖"。 4. 钢琴弹奏时，可以先让洋洋自由弹奏，之后再用彩色即时贴把音名贴到琴键上，使用彩色谱，帮助洋洋简单弹出他喜欢的儿歌。 以上为初步计划，详细治疗方案将在下次治疗前完成。		

2. 记录治疗过程

第一阶段（1-8次治疗）：

第一阶段是治疗师与洋洋建立信任关系，帮助洋洋适应环境的阶段。洋洋从第一次参加治疗活动开始就十分专注，积极主动，对于每种乐器都表示出兴趣并愿意尝试。通过观察和互动，治疗师发现在乐器的喜好方面，洋洋特别喜欢弹钢琴、敲地鼓。在第4次治疗中，洋洋第一次选择了与治疗师共同弹钢琴，但是洋洋在弹琴过

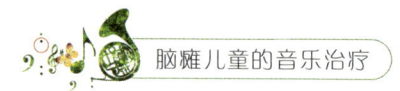

程中经常阻止治疗师弹奏，似乎更想聆听自己弹奏出的声音。在第8次治疗中，治疗师使用了地鼓进行即兴自由敲鼓的活动，在敲鼓时，洋洋能够使用不同的敲鼓方式，包括用双手拍鼓（拍鼓时左手半握拳状，右手用全掌拍鼓），用指尖挠鼓面，以及用鼓槌敲鼓。治疗师观察到洋洋在使用各种乐器的时候，开始越来越多地积极使用左手。

经过第一阶段的治疗活动，洋洋的母亲在治疗师的提示和引导下，不再使用评判性的语言，如"这样做不对"、"不好听"等，而是更多使用表扬和鼓励的话语，对于洋洋的尝试行为也不再干预，而是给予支持。同时，洋洋的母亲从治疗中学会了"敲鼓活动"、"烤饼干"、"乐器DIY"、"走走停停"这四种能够在家里与洋洋一起做的音乐治疗活动。

第二阶段（9-16次治疗）：

在第二阶段，洋洋对于活动的参与度进一步加强，更加积极地使用上肢和左手参与活动。在第12次治疗时，洋洋开始跟着治疗师一起唱《你好歌》，节奏和音高都很准确。在第15次治疗中，洋洋在敲地鼓时又发明了一种新的敲法，用双手各拿一支鼓槌，分别用两只手把两支鼓槌举高，然后松手让鼓槌落到鼓上发出声音。在这个过程中，洋洋的左手和右手反复抓起鼓槌再松开，左手抓握的准确度很高，几乎每一次都可以顺利抓起和松开鼓槌，通过这个活动，治疗师观察到洋洋对于左手使用的主动性和控制能力有了很大提高。

洋洋的母亲在此阶段也学会了四种新的音乐治疗活动方式（"彩

带舞"、"水果传送带"、"回声"、"敲小鼓就回家")。洋洋的母亲非常用心地学习音乐治疗活动中的方法,并时常与治疗师沟通,反馈洋洋的情况。治疗师还从洋洋的母亲填写的反馈问卷中了解到,洋洋非常喜欢"音乐课",家里的小电子琴之前只是摆设,自从洋洋参加音乐治疗后,回到家会经常弹电子琴,弹琴的时候更主动地使用左手。当洋洋听到喜欢的音乐时还会要求反复播放并主动拍手和敲打节奏。

第三阶段(17-24次治疗):

在第三阶段,洋洋有了非常大的进步,不仅更多地主动使用上肢和左手,也开始主动使用左手食指进行乐器的操作。在第20次的治疗,即弹奏拇指琴的活动中,洋洋使用了左手的拇指和食指进行拨奏,并且主动要求尝试弹奏三种不同的拇指琴(椰子壳制、人工制大号、人工制小号拇指琴),听一听它们的声音有什么不一样。洋洋最喜欢椰子壳拇指琴的声音。洋洋走路的稳定性和步速也有所提高,在最初的"音乐桥"活动中,洋洋踩踏音乐垫时会出现摇晃、失去平衡的状况,而在第23次治疗中,洋洋已经能够比较稳定地走过音乐桥了。在第24次治疗中,洋洋再次选择与治疗师一同弹钢琴,弹琴时洋洋使用了左右手的食指,并伸展左手,用手掌按下琴键,按键时的声音与之前相比更加柔和清晰,洋洋也没有再出现拒绝治疗师一起弹琴的举动,而是注意聆听治疗师的伴奏与自己弹出的声音之间的配合。当洋洋听到自己与治疗师一起弹出动听的旋律时,会转过头看着治疗师微笑。洋洋的母亲

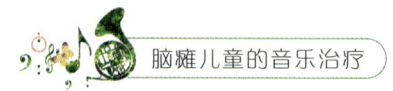

在治疗活动中与治疗师的配合也越来越默契，对于治疗活动的顺利进行起到了非常好的辅助和支持作用。同时，洋洋的母亲在此阶段也掌握了"画形状"、"沙包击鼓"、"乐器听辨"和"音乐放松"这四个可以在家进行的亲子音乐活动方法。

三、治疗评价阶段

第三阶段的治疗完成后，治疗师为洋洋进行了第三次的阶段性评估。评估结果如下：

脑瘫儿童音乐治疗阶段性评估表

儿童姓名：洋洋　　　性别：男　　　年龄：5 岁

障碍类别：脑瘫　　　评估日期：2015/9/22　　　评估人：王芳菲

评估次数：第（3）次

	项目	是	否	备注	综合说明
语言能力评估	能控制说话音量	(√)	( )		优势：发音清晰，音量和语速适中，能主动与治疗师进行语言交流和自我表达。
	说话速度很快	( )	(√)		
	说话时声音平稳	(√)	( )		
	说话声调正确	(√)	( )		
	发音清晰	(√)	( )		
	口吃	( )	(√)		
	自言自语	( )	(√)		
	词不达意	( )	(√)		
	其他	喜欢数字和字母。			

续表

		项目（独立完成）	能	否	备注	综合说明
运动能力评估	粗大运动	站立	(√)	( )		优势：能独立行走、站立、坐、爬、手臂伸展。劣势：步态异常，无法完成跑、跳、蹲等动作。
		坐	(√)	( )		
		行走	(√)	( )	姿势异常、步速正常。	
		跑	( )	(√)		
		跳	( )	(√)		
		蹲	( )	(√)		
		爬	(√)	( )		
		单腿站立	( )	(√)		
		跺脚	( )	(√)		
		手臂伸展	(√)	( )		
		其他				
	精细运动	项目	能	否	备注	优势：双手能够完成抓握、拍手、敲打、手指捏物、独立伸出食指。
		抓握	(√)	( )		
		拍手	(√)	( )		
		敲打	(√)	( )		
		手指捏物品	(√)	( )		
		独立伸出手指	(√)	( )	左右手能伸出食指。	
		其他				
	协调能力	项目	是	否	备注	整体协调能力较差。
		双手协调	( )	(√)		
		双脚协调	( )	(√)		
		手脚协调	( )	(√)		
		其他				

续表

	项目	是	否	备注	综合说明
情绪情感评估	友好愉快	(√)	( )		优势： 情绪稳定，性格开朗友好，积极参与活动，配合度较高。 劣势： 无
	积极配合	(√)	( )		
	愤怒敌对	( )	(√)		
	焦虑	( )	(√)		
	恐惧	( )	(√)		
	情绪稳定	(√)	( )		
	被动	( )	(√)		
	退缩	( )	(√)		
	其他				

	项目	是	否	备注	综合说明
人际沟通能力评估	面对新伙伴或陌生人时很自然	( )	(√)	最初有些害羞，但能很快熟悉适应。	优势： 人际沟通能力较好，对于不熟悉的人最初有些害羞，但不排斥拒绝，能很快熟悉适应。与人沟通时有对视、主动性的语言及情绪反馈。 劣势： 无
	关心他人	(√)	( )		
	与人沟通时有对视	(√)	( )		
	只与特定的某人沟通	( )	(√)		
	能简单回答问题	(√)	( )		
	有非语言沟通	(√)	( )		
	能用语言表达需求	(√)	( )		
	能够听从指令	(√)	( )		
	其他				

		项目	是	否	备注	综合说明
认知能力评估	注意力	没有障碍	(√)	( )		优势： 注意力好，注意保持时间长。 劣势：无
		注意力不集中	( )	( )		
		其他				

第五章 脑瘫儿童的音乐治疗案例分享

续表

		项目	是	否	备注	综合说明
认知能力评估	记忆力	没有障碍	(√)	( )		记忆力未发现障碍。
		记忆困难	( )	( )		
		记忆混乱	( )	( )		
		其他				
	理解力	项目	是	否	备注	理解力未发现障碍。能理解治疗师的指示，并进行语言和行为反馈，能辨识物品。
		没有障碍	(√)	( )		
		理解困难	( )	(√)		
		其他				
音乐能力评估	节奏	项目	具体分类		备注	综合说明
		规律性	自由无固定模式 ( )			优势：节奏感好，双手拍鼓及使用鼓槌时基本能够控制节奏。唱歌时节奏准确。 劣势：受肌张力以及肢体控制能力的影响，对快节奏的模仿准确度较差。
			有固定模式 (√)			
		敲击方式	节奏不受音乐影响 ( )			
			节奏受音乐影响 (√)			
		力度	敲击充满力量 (√)			
			敲击力度很小 ( )			
		节奏模仿能力	完成节奏的复杂度	完整模仿简单节奏 (√)	4分音符、8分音符及附点4分音符	
				完整模仿复杂节奏 ( )		

91

续表

	项目	具体分类		备注	综合说明
节奏	节奏记忆长度	节奏记忆能力	1（ ）2（√）3（ ）4（ ）5（ ）6（ ）7（ ）8（ ）小节		
旋律	歌唱的音准	完全准（√）			优势：音准好，能发音清晰地完整唱出歌曲。劣势：无
		部分准（ ）			
		完全不准（ ）			
	歌唱完整性	唱整首儿歌歌词（√）			
		唱某部分歌词（ ）			
		哼唱整首旋律（√）			
		哼唱某部分旋律（ ）			
		没有发出声音（ ）			
	歌词清晰度	全部发音清晰（√）			
		部分发音清晰（ ）			
		发音全不清晰（ ）			
其他	是否有特殊音乐行为	是（√）否（ ）		听到喜欢的歌会跟着哼唱。	听到喜欢的音乐时很专注，听到熟悉的歌曲时会露出笑容，跟着一起哼唱。对音量敏感，音量大会捂耳朵。
	是否对某声音有不适反应	是（√）否（ ）		对于稍大一些的音量会捂耳朵。	
	是否有某种特定的音乐喜好	是（ ）否（√）		能接纳不同风格的音乐。	

音乐能力评估

续表

	项目	具体分类	备注	综合说明
综合评价	评估结果综述	优势：综合能力方面，洋洋发音清晰，能主动与治疗师进行语言交流和自我表达。能够独立行、站、坐、爬，完成双手抓握、拍手、敲打、手指捏物、独立伸出食指。情绪稳定、性格开朗，积极参与活动，配合度高。人际沟通能力好，有对视、主动语言及情绪反馈。注意力集中，注意保持时间长。能听懂治疗师的指示，并进行反馈，能辨识物品。音乐能力方面，节奏感好，在节奏敲击时能控制基本节奏。唱歌时音准和节奏准确，歌唱有完整性。听音乐时很专注，会跟着一起哼唱。 劣势：步态异常，无法完成跑、跳、蹲等动作，动作精确度较差，整体协调能力仍有待提高。		
	有哪些改善和提高	经过三个阶段的治疗，洋洋在以下方面有了明显的改善： 1. 坐姿的稳定性提高：已经可以坐在没有靠背支撑的垫子上保持坐姿参与活动。 2. 上肢的使用频率增多：在乐器活动中能积极主动地伸展双臂并上举，每一次唱《再见歌》时能够举起手臂向治疗师挥手。 3. 步行的稳定性以及步速提高：走路时步速加快，并且能够控制步行时的稳定性，不会摔倒。 4. 主动使用左手的频率提高：在乐器活动中能多次主动使用左手进行操作。家长反映洋洋在日常生活中也变得经常主动使用左手。 5. 手部精细运动能力提高：能有意识地伸展左手的手指进行抓握，在钢琴等乐器操作活动中会主动伸出食指弹奏。 6. 洋洋的母亲通过参与音乐治疗活动，学会了12种实用的音乐治疗活动方法，增进了亲子沟通。她的积极参与弥补了音乐治疗时间有限的不足，促进了洋洋的康复进程。 7. 洋洋的母亲减少了批判性的评价和干预，更多地鼓励和表扬洋洋的尝试。来自治疗师和家人的鼓励、支持和		

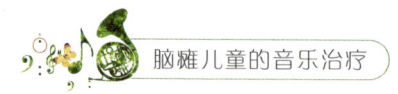

续表

项目		具体分类	备注	综合说明
综合评价		认同，以及肢体控制能力的增强，让洋洋获得了成就感、满足感，提高了自信。 8. 在音乐方面，洋洋对于声音、音乐和乐器的兴趣进一步增强，生活中会主动要求学唱歌曲以及弹奏家里的电子琴。通过丰富有趣的音乐活动及各式各样的乐器操作，洋洋的创造力和想象力也得到了提高。		
	是否结案	否		

以上是脑瘫儿童洋洋的音乐治疗案例。从 2014 年 12 月底到 2015 年 9 月中旬，除了节假日和寒暑假，洋洋和妈妈都坚持每周来参加音乐治疗，几乎从不缺席。同时，洋洋妈妈也坚持每个星期都带洋洋来康复中心参加康复训练。因此，我们能够看到洋洋在不同功能领域的改善是与洋洋母亲的坚持和付出密不可分的。可以说洋洋的进步是音乐治疗师、康复治疗师与洋洋的母亲之间团队合作的成果。

个案2：欢欢（化名）

该案例在治疗的前半阶段（即儿童不能独立行走阶段），是由治疗师和家长共同参与的；在治疗的后半阶段（即儿童能够独立行走阶段），在增加了一名辅助治疗师的参与下，儿童独自参加治疗活动。辅助治疗师的好处是，在治疗中除了能够对脑瘫儿童进行肢体上的辅助之外，还可以给予更多音乐上的支持。例如，当主要治疗师与儿童互动时，辅助治疗师可以弹琴配合儿童的动作，为主要治

第五章 脑瘫儿童的音乐治疗案例分享

疗师进行伴奏,增加了活动的灵活性和音乐动力。在治疗活动后进行治疗记录时,两名治疗师进行记录,能够互相弥补记忆的疏漏,并通过交流产生更多的方案设计等方面的灵感。由此可以看出,音乐治疗中的人员设定与治疗形式存在着多种可能性。

一、治疗准备阶段

1. 收集资料

在实施音乐治疗之前,音乐治疗师首先请欢欢的家长填写了"儿童音乐治疗前调查问卷"。同时,治疗师与欢欢的康复师进行沟通,查看了欢欢的康复评估记录。以下是"儿童音乐治疗前调查问卷"的详细内容:

儿童音乐治疗前调查问卷

儿童姓名:王××(欢欢)	性别:男	年龄:4岁	照片
家长姓名:王×	与儿童的关系:父子		
家庭住址:北京市××区××路××号			
固定电话:010-××××××××	手机:136××××××××		
电子邮箱:			
在读学校:无			
紧急联系人:	电话:		
就诊医院:天坛医院	主治医生:×××		
康复诊断症状:脑瘫			
病因病史:出生时难产,呼吸不畅。			
具体症状(需要改善的问题):整个身体右侧肌张力高,不能独立行走,可以领着走。			

续表

有无某种发作：无	发作原因：	发作频率：
症状程度：	轻度（ ）中度（ ）重度（)	
是否服药：否	药名及服药时间：	是否有副作用：

目前为止该儿童接受过哪些治疗方式，效果如何： 在本学校做 OT、PT，手法治疗效果还好，正在治疗中。

该儿童的性格特征：开朗（√）内向（ ）其他：

该儿童有何爱好：爱好音乐、游泳

该儿童的音乐经历（是否学过乐器、唱歌或参加过音乐类活动等）：否

是否喜欢音乐：是	是否有特殊的音乐行为：喜欢跟着音乐节奏鼓掌、晃动身子
喜欢的声音、音乐、儿歌、乐器： 小毛驴、小燕子	讨厌的声音、音乐、儿歌、乐器：极其不喜欢鹦鹉叫，听到大哭。

您为何选择音乐治疗，您希望通过音乐治疗使该儿童的哪些方面得到改善和帮助：选择音乐治疗能够降低肌张力，能陶冶情操，放松心情。

您是否同意治疗师使用文字、声音、影像来记录治疗过程：同意（√）不同意（ ）

您希望该儿童接受多长时间的音乐治疗：三个月（ ）半年（ ）一年（ ）更长（√）

您决定治疗后能否坚持每次都来，避免间断及半途而废：能（√）不能（ ）

儿童每周可参加音乐治疗的时间：每周一到周四 11：00 以后，第三节课即可。其他建议或要求：

十分感谢您的合作。此调查问卷将会得到妥善保存和管理，在未征得您同意前不会对外泄漏您的隐私。——北京市残疾人康复服务指导中心心理康复科

2. 初次评估

2014 年 12 月 23 日，欢欢参加了第一次音乐治疗评估活动。采取观察记录法，通过与评估内容相适应的音乐活动进行评估，下表为初次评估的结果。

脑瘫儿童音乐治疗初步评估表

儿童姓名：欢欢　　　　　性别：男　　　　　年龄：4 岁

障碍类别：脑瘫　　　　　评估日期：2014.12.23　　　评估人：唐瑶瑶

评估次数：第（1）次

	项目	是	否	备注	综合说明
语言能力评估	能控制说话音量	（ ）	（√）	忽大忽小	优势：主动语言多，乐于表达；劣势：发音不清晰，偶尔自言自语，偶尔突然大声嚷嚷。
	说话速度很快	（ ）	（√）		
	说话时声音平稳	（√）	（ ）		
	说话声调正确	（√）	（ ）		
	发音清晰	（ ）	（√）		
	口吃	（ ）	（√）		
	自言自语	（√）	（ ）		
	词不达意	（√）	（ ）	由于发音不清造成	
	其他				
运动能力评估	项目（独立完成）	能	否	备注	综合说明
	粗大运动 站立	（√）	（ ）	需要支撑	优势：有运动的兴趣，左侧肢体能力强于右侧。多数动
	坐	（√）	（ ）		
	行走	（ ）	（√）		

续表

	项目（独立完成）	能	否	备注	综合说明
运动能力评估	粗大运动				作可以在家长的搀扶下完成。劣势：尚不能独立完成很多基本的动作，例如走步、蹲起。站和坐不能很好地控制体态。
	跑	( )	(√)		
	跳	( )	(√)		
	蹲	( )	(√)		
	爬	(√)	( )		
	单腿站立	( )	(√)		
	跺脚	( )	(√)		
	手臂伸展	(√)	( )	右侧伸展困难	
	其他				
	精细运动 项目	能	否	备注	由于肌肉张力问题，相对动作比较僵硬，右侧更困难一些。
	抓握	(√)	( )	右侧困难	
	拍手	(√)	( )		
	敲打	(√)	( )		
	手指捏物品	(√)	( )	右侧困难	
	独立伸出手指	(√)	( )	右侧困难	
	其他				
	协调能力 项目	能	否	备注	缺乏对身体较好的控制和协调
	双手协调	( )	(√)		
	双脚协调	( )	(√)		
	手脚协调	( )	(√)		
	其他				
情绪情感评估	项目	是	否	备注	综合说明
	友好愉快	(√)	( )		优势：配合，情绪比较稳定，愿意尝试。
	积极配合	(√)	( )		
	愤怒敌对	( )	(√)		

续表

	项目	是	否	备注	综合说明
情绪情感评估	焦虑	( )	(√)		劣势： 有一些胆小，会对陌生的东西有恐惧感。
	恐惧	(√)	( )		
	情绪稳定	(√)	( )		
	被动	(√)	( )		
	退缩	(√)	( )		
	其他				

	项目	是	否	备注	综合说明
人际沟通能力评估	面对新伙伴或陌生人时很自然	( )	(√)	害怕	优势： 对于熟悉的人更自然，主动沟通，关心别人； 劣势： 对于不熟悉的人有排斥反应，抗拒，胆小；语言不清晰会对沟通有影响。
	关心他人	(√)	( )		
	与人沟通时有对视	( )	(√)		
	只与特定的某人沟通	( )	(√)		
	能简单回答问题	(√)	( )		
	有非语言沟通	(√)	( )		
	能用语言表达需求	(√)	( )		
	能够听从指令	(√)	( )		
	其他				

		项目	是	否	备注	综合说明
认知能力评估	注意力	没有障碍	( )	(√)		注意力比较分散，对周围的人、声音很敏感。
		注意力不集中	(√)	( )		
		其他				
		项目	是	否	备注	综合说明
	记忆力	没有障碍	(√)	( )		记忆力特别好
		记忆困难	( )	( )		
		记忆混乱	( )	( )		
		其他				

续表

认知能力评估	理解力	项目	是	否	备注	综合说明
		没有障碍	(√)	( )		在理解能力方面没有明显障碍。
		理解困难	( )	( )		
		其他				

音乐能力评估	节奏	项目		具体分类	备注	综合说明
		敲击方式	规律性	自由无固定模式（√）		优势：对于敲击乐器很感兴趣，上肢动作有力度。劣势：还未形成节奏的概念，敲击乐器无序，受到肢体能力的影响，无法完成节奏的模仿。
				有固定模式（ ）		
			受影响度	节奏不受音乐影响（√）		
				节奏受音乐影响（ ）		
			力度	敲击充满力量（√）		
				敲击力度很小（ ）		
		节奏模仿能力	完成节奏的复杂度	完整模仿简单节奏（ ）	还不能完成，受肢体能力局限。	
				完整模仿复杂节奏（ ）		
		节奏记忆能力	节奏记忆长度	1（ ）2（ ）3（ ）4（ ）5（ ）6（ ）7（ ）8（ ）小节	还不能完成，受肢体能力局限。	

续表

	项目	具体分类	备注	综合说明
音乐能力评估	旋律	歌唱的音准	完全准（　） 部分准（√） 完全不准（　）		优势：乐意演唱，并了解多首儿歌。 劣势：在歌唱的时候不能保持音准和歌曲的完整，且发音不清晰。
		歌唱完整性	唱整首儿歌歌词（　） 唱某部分歌词（√） 哼唱整首旋律（　） 哼唱某部分旋律（√） 没有发出声音（　）		
		歌词清晰度	全部发音清晰（　） 部分发音清晰（　） 发音全不清晰（√）		
	其他	是否有特殊音乐行为	是（√）否（　）	听到喜欢的歌曲会挥动双手开心地笑	喜欢各种音乐活动，在演唱自己喜爱的歌曲时很兴奋，手舞足蹈。暂时没有发现欢欢对于某种乐器和声音有独特的好恶。
		是否对某声音有不适反应	是（　）否（√）		
		是否有某种特定的音乐喜好	是（　）否（√）		
综合评价	积极资源	欢欢热爱音乐，愿意与治疗师交流，能够主动表达需要，在家长和治疗师的鼓励下愿意尝试挑战自己。记忆力和理解力俱佳。虽然肢体能力有限，但是喜欢运动。			

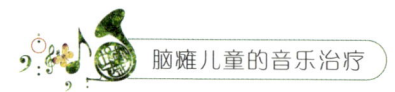

续表

	项目	具体分类	备注	综合说明
综合评价	需要改善的领域	粗大肌肉和精细运动能力；语言和发音能力；注意力；积极的情绪。		
	预定治疗目标	改善运动能力和肢体协调能力；提高注意力集中能力；增强自信心。		

3. 制订方案

在每一次的治疗实施之前，治疗师都会为欢欢制订治疗方案。在不同的阶段，治疗方案中的目标、方式、活动设计、乐器和玩教具的准备都会跟随欢欢的身心成长变化而改变，下面列举欢欢近期的一次治疗（第 30 次治疗）方案设计，在这个阶段，欢欢已经能够独立行走，不再需要家长的陪同，并且适应了新的辅助治疗师的加入。

音乐治疗方案（个体）

音乐治疗师：唐瑶瑶　　日期：2015 年 11 月 3 日　　是否录像：否
辅助治疗师：律禾多　　时间：10：00 - 10：40　　录像负责人：无
陪同人员：无　　　　　实施频率：一周两次

治疗目标	儿童姓名：欢欢	病症：脑瘫	第（30）次治疗	地点：504
	长期目标 Goals（用"G"表示）	G1：提高四肢控制能力　G2：提高注意力		

续表

儿童姓名：欢欢		病症：脑瘫	第（30）次治疗	地点：504
治疗目标	短期目标 Objective（用"O"表示）	O1：在 2015 年 12 月末之前，在每一次干预中，欢欢可以在下肢活动中正确答出并踢出治疗师敲击鼓的次数不少于 3 次。（G1/G2） O2：在 2015 年 12 月末之前，在每一次干预中，欢欢可以在上肢活动中，根据治疗师指令，正确完成敲奏不少于 10 次。（G1/G2） O3：在 2015 年 12 月末之前，在每一次干预中，在开始与停止活动中，欢欢摔倒的次数不多于 2 次。（G1）		
治疗方案	序号	活动名称	内容	备注
	1	《你好歌》	①治疗师弹唱《你好歌》，要求欢欢大声演唱，并可以在空白处填入名字。	
	2	下肢活动（O1）	①治疗师坐在小箱鼓上敲击，要求欢欢记住助手的敲击次数，并用左腿踢出相应的次数。 ②治疗师要求欢欢用右脚踢倒面前的小箱鼓 10 次。	
	3	上肢活动（O2）	①要求欢欢左右手分别敲鼓 10 下。 ②要求欢欢双手同时敲鼓 10 下。 ③要求欢欢双手分先后敲鼓 10 下。 ④要求欢欢双手交叉敲鼓 10 下。	
	4	走走停停（O3）	①治疗师弹奏钢琴，欢欢在毯子上走动，当音乐停时，欢欢停止走动。 ②治疗师弹奏钢琴，欢欢在毯子上走动，当音乐停时，要求欢欢根据治疗师的指令，站到与治疗师指令相一致的垫子上	

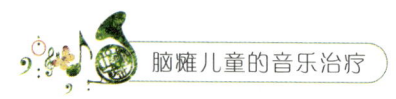

续表

	序号	活动名称	内容	备注
治疗方案			③治疗师弹奏钢琴，要求欢欢在音乐停止时，根据治疗师的指令，踩相应颜色的音乐垫。 ④整个过程中，治疗师要求欢欢摔倒次数不超过两次。	
	5	《再见歌》	治疗师弹唱《再见歌》，与欢欢道别	

	类型	名称	数量	用途	备注
准备工作	乐器	电子琴	1	歌曲伴奏	
		箱鼓	2	下肢动作锻炼	
		邦戈鼓	1	上肢动作锻炼	
		音乐垫	3—5	步态和指令训练	
	玩教具	彩色地垫	若干	步态训练和指令训练	
	其他设备	彩色图形卡纸	若干	指令训练	

其他	由欢欢自主选择中间活动的顺序； 当走走停停活动中摔倒次数少于两次，可以获得去躺椅休息的奖励。

二、治疗实施阶段

1. 实施音乐治疗

治疗实施和记录一方面可以验证治疗前目标制定以及活动设计的可行性，另一方面可以为今后目标制定和活动设计提供准确的依据。在欢欢的个案中，辅助治疗师会在治疗中承担更多记录的工作。举例如下：

音乐治疗记录（个体）

音乐治疗师：唐瑶瑶　　是否录像：否　　　　日期　2015年11月3日
辅助治疗师：律禾多　　录像负责人：无　　　时间：10：00－10：40AM
陪同人员：奶奶　　　　地点：504 音乐治疗室

<table>
<tr><td colspan="2">儿童姓名：欢欢</td><td>性别：男</td><td>年龄：5</td><td>第（30）次治疗</td></tr>
<tr><td>入室状态</td><td colspan="4">辅助治疗师去二楼接欢欢，与欢欢和奶奶一同来到五楼的治疗室，进入治疗室后可以自己脱鞋，情绪平稳。</td></tr>
<tr><td rowspan="3">活动内容</td><td>序号</td><td>名称</td><td>目的</td><td>内容</td><td>儿童的反应</td></tr>
<tr><td>1</td><td>《你好歌》</td><td>构建框架，让其意识到活动开始，问好。</td><td>①治疗师弹唱《你好歌》，要求欢欢大声演唱，并可以在空白处填入名字。</td><td>欢欢坐在椅子上，可以唱《你好歌》，在歌中填入助手的名字，并可以在助手的提示下看向助手。</td></tr>
<tr><td>2</td><td>下肢活动</td><td>提高下肢肌肉控制能力，提高其粗大运动能力，提高自信心。</td><td>①治疗师坐在小箱鼓上敲击，要求欢欢记住助手的敲击次数，并用左腿踢出相应的次数。
②欢欢主动要求，用右脚踢倒面前的大箱鼓14次。</td><td>活动开始前，欢欢可以为每个活动起名字，例如："下面开始今天的第二关，疯狂收割机。"并说今天是11月3号，所以要完成14次。
欢欢要求坐在小箱鼓上，欢欢可以模仿治疗师踢击，前五次中有1次出现错误。在整个过程中，欢欢可以集中注意力，没有过多的话语。</td></tr>
</table>

续表

	序号	名称	目的	内容	儿童的反应
活动内容					治疗师要求欢欢踢倒大箱鼓14次，欢欢可以完成，过程中欢欢提出要踢小鼓，治疗师拒绝，欢欢可以继续踢大鼓。
	3	上肢活动	提高上肢肌肉控制能力，提高其粗大运动能力，提高自信心。	①治疗师要求欢欢左右手分别敲鼓14下。②要求欢欢双手同时敲鼓14下。③要求欢欢双手分先后敲鼓14下。④要求欢欢双手交叉敲鼓14下。	活动开始前，欢欢为本活动命名"超级奶牛"。当要求欢欢双手同时敲打时，会出现右手慢于左手的情况，当治疗师要求其重新敲打时，欢欢可以完成，共敲打14次。欢欢可以完成双手前后依次敲打箱鼓，共敲打14组。欢欢可以双手交叉敲击邦戈鼓14次。
	4	走走停停	提高其身体控制能力，行走平衡能力，提高自信心。	①治疗师弹奏钢琴，欢欢在毯子上走动，当音乐停时，欢欢停止走动。②治疗师弹奏钢琴，欢欢在毯子上走动，当音乐停时，要求欢欢根据	活动开始前，欢欢为本活动命名"五谷丰登"。欢欢可以用右手拿着包在垫子上走，当音乐停时，欢欢可以控制自己的身体停止，此时治疗师发出指令，欢欢可以根据治疗师的指令走到正确的垫子上，并踩响音乐垫。

续表

	序号	名称	目的	内容	儿童的反应
活动内容				治疗师的指令，站到与治疗师指令相一致的垫子上。③治疗师弹奏钢琴，要求欢欢在音乐停止时，根据治疗师的指令，踩相应颜色的音乐垫。④整个过程中，治疗师要求欢欢摔倒次数不超过两次。整个过程中，要求欢欢手中拎着包。	本次欢欢可以很快调整好自己的身体，并踩响音乐垫，且整个过程中没有摔倒。过程中，治疗师要求欢欢双手拿包，欢欢可以双手拿包走，在最后踩音乐垫时，不放下包，并可以保持平衡。过程中欢欢说要去厕所，奶奶领去。
	5	《再见歌》	构建框架，让其意识到活动结束，道别。	①治疗师弹唱《再见歌》，与欢欢道别。	治疗师奖励欢欢躺躺椅，欢欢躺了一会儿又去了旁边的藤椅上，欢欢坐在藤椅上唱《再见歌》，在歌中可以填入助手的名字。
离室状态	欢欢在奶奶的辅助下穿鞋，情绪稳定。并问起来上次碰见的小弟弟（游游）叫什么名字。				

续表

		序号	名称	目的	内容	儿童的反应
今日活动总结	儿童总体状态	整个过程中，欢欢可以完成治疗师所给的任务。情绪状态较高，配合度很高。会主动向治疗师提问，并增加自己的运动量，主动给自己的活动起名字。当活动出现困难的时候也没有轻言放弃。				
	目标完成情况	目标项目			是否完成	备注
		O1：在 2015 年 12 月末之前，在每一次干预中，欢欢可以在下肢活动中正确答出并踢出治疗师敲击鼓的次数不少于 3 次。（G1/G2）			是	欢欢可以模仿治疗师踢击，前五次中有一次出现错误。
		O2：在 2015 年 12 月末之前，在每一次干预中，欢欢可以在上肢活动中，根据治疗师指令，正确完成敲奏不少于 10 次。（G1/G2）			是	治疗师要求欢欢双手同时敲打时，会出现右手慢于左手的情况，当治疗师要求其重新敲打时，欢欢可以完成，共 14 次。
		O3：在 2015 年 12 月末之前，在每一次干预中，在开始与停止活动中，欢欢摔倒的次数不多于 2 次。（G1）			是	整个过程中没有摔倒。过程中，治疗师要求欢欢双手拿包，欢欢可以双手拿包走，并在最后踩音乐垫时保持平衡。
	治疗师的思考及感悟	治疗师在活动中可以给欢欢更多自己发挥的空间，同时增加一些活动的复杂性。除了音乐垫的使用还可以加入钢琴毯帮助欢欢进行步态练习；同时针对欢欢在治疗中肢体动作速度过快且无序的情况，在之后的活动中可以考虑尝试把他的动作慢慢更多纳入稳定节奏的框架中。				
下次计划	在下次治疗中对欢欢目前的情况进行一次阶段性评估。评估环境保持在音乐活动中。					

2. 记录治疗过程

第一个阶段：建立关系，在活动中保持放松和适应。

在本阶段，欢欢逐步尝试熟悉各类乐器，可以安全舒适地待在治疗室，并和音乐治疗师保持良好的关系。治疗师运用了比较多不同种类的乐器、并且以欢欢喜爱的儿歌作为背景，激发出欢欢对于音乐活动的浓厚兴趣。在这个阶段，欢欢的奶奶经常陪伴他一起参加治疗活动，奶奶的加入帮助欢欢逐步适应了音乐治疗的环境，增强了欢欢的安全感；但同时也会增加欢欢的依赖性，导致其行为的退缩。

第二个阶段：提升自信，增强主动性，提高上肢粗大肌肉和精细肌肉的运动能力。

在本阶段，欢欢的治疗目标集中在增强主动性以及锻炼肢体运动能力两大方面。治疗师和欢欢的互动增强，在活动的设计中加入了更多需要欢欢来主导的活动。比如，允许欢欢来选择他喜欢的乐器或者决定本次活动的顺序；欢欢演唱歌曲，治疗师和奶奶给他伴奏；治疗师来模仿欢欢的动作等等。同时，在音乐活动中更多地运用了鼓、拍铃、拇指琴、口风琴等乐器来锻炼他对空间的感受能力、上臂的伸缩运动能力、手腕和手指的运动灵活性。

第三个阶段：巩固独立行走能力，加强肢体的协调性，提高注意力。

在本阶段，欢欢在康复治疗团队的帮助下，开始独立行走。在

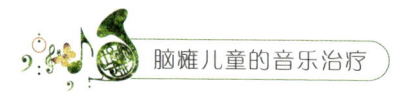

音乐治疗活动中,配合其他治疗师的治疗目标,音乐治疗师设计了一些帮助他可以更好地控制步态以及增强下肢力量的活动,比如:用腿踢箱鼓的活动、踩钢琴毯的活动、走走停停的活动等。同时,欢欢开始独立地完成音乐治疗活动,不再由家长陪同和辅助,欢欢的独立意识和控制意识开始更多地呈现在治疗中。音乐治疗师也在本阶段活动中加入对欢欢认知能力培养的元素,比如注意力、方位感、记忆力等方面,并通过乐器的演奏、律动等活动呈现出来。

三、治疗评价阶段

第三阶段的治疗完成后,治疗师为欢欢进行了第三次阶段性评估。评估结果如下:

脑瘫儿童音乐治疗阶段性评估

北京市残疾人康复服务指导中心心理康复科

儿童姓名:欢欢　　　性别:男　　　年龄:5岁

障碍类别:脑瘫　　　评估日期:2015.11.09　　　评估人:唐瑶瑶　律禾多

评估次数:第(3)次

	项目	是	否	备注	综合说明
语言能力评估	能控制说话音量	( )	(√)		优势: 主动语言多,乐于表达。 劣势: 发音不清晰。
	说话速度很快	( )	(√)		
	说话时声音平稳	(√)	( )		
	说话声调正确	(√)	( )		

续表

	项目	是	否	备注	综合说明
语言能力评估	发音清晰	( )	(√)		
	口吃	( )	(√)		
	自言自语	(√)	( )		
	词不达意	(√)	( )	由于发音不清造成	
	其他				

		项目（独立完成）	能	否	备注	综合说明
运动能力评估	粗大运动	站立	(√)	( )		优势：有运动的兴趣，左侧肢体能力要强于右侧。可独立行走，蹲起动作灵活。劣势：易摔倒，平衡性有待提高。
		坐	(√)	( )		
		行走	(√)	( )		
		跑	( )	(√)		
		跳	( )	(√)		
		蹲	(√)	( )		
		爬	(√)	( )		
		单腿站立	( )	(√)		
		跺脚	( )	(√)		
		手臂伸展	(√)	( )		
		其他				
	精细运动	项目（独立完成）	能	否		由于肌肉张力问题，相对动作比较僵硬，右侧手部能力偏低。
		抓握	(√)	( )	右侧弱于左侧	
		拍手	(√)	( )		
		敲打	(√)	( )		
		手指捏物品	(√)	( )	右侧弱于左侧	
		独立伸出手指	(√)	( )	右侧弱于左侧	
		其他				

续表

		项目（独立完成）	能	否	备注	综合说明
运动能力评估	协调能力	双手协调	( )	(√)		优势：对身体有一定的控制。 劣势：协调性较差。
		双脚协调	(√)	( )		
		手脚协调	( )	(√)		
		其他				
		项目	是	否	备注	综合说明
情绪情感评估		友好愉快	(√)	( )		优势： 配合，情绪比较稳定，愿意尝试，活动中主动参与。 劣势： 对陌生成年人有轻微的恐惧感。
		积极配合	(√)	( )		
		愤怒敌对	( )	(√)		
		焦虑	( )	(√)		
		恐惧	(√)	( )	对陌生人	
		情绪稳定	(√)	( )		
		被动	(√)	( )		
		退缩	( )	(√)		
		其他				
		项目	是	否	备注	综合说明
人际沟通能力评估		面对新伙伴或陌生人时很自然	( )	(√)	有些害怕、害羞、多发问。	优势： 面对熟悉的人更自然，主动沟通，关心别人。 劣势： 对陌生成年人有轻微的恐惧感。
		懂得体贴、安慰他人	(√)	( )		
		与人沟通时注视对方	(√)	( )		
		只与特定的某人沟通	( )	(√)		
		能简单回答问题	(√)	( )		
		愿意参加集体活动	( )	(√)		
		有非语言沟通	(√)	( )		
		能用语言表达需求	(√)	( )		
		能够听从指令	(√)	( )		
		其他				

续表

		项目	是	否	备注	综合说明
认知能力评估	注意力	没有障碍	( )	(√)		相比较之前有很大进步，在他觉得困难的活动中容易分散注意力。
		注意力不集中	(√)	( )	在辨认鼓声的活动中不太集中。	
		其他				
		项目	是	否	备注	
	记忆力	没有障碍	(√)	( )		记忆力特别好
		记忆困难	( )	(√)		
		记忆混乱	( )	(√)		
		其他				
		项目	是	否	备注	
	理解力	没有障碍	(√)	( )		在理解能力方面没有明显障碍。
		理解困难	( )	(√)		
		其他				

		项目	具体分类	备注	综合说明
音乐能力评估	敲击方式	规律性	自由无固定模式（√）		优势：上肢动作有力度，动作准确度加强，可以完成简单的节奏模仿。劣势：右侧肢体的能力较弱，双手一起协调完成的能力比较弱。
			有固定模式（ ）		
		受影响度	节奏不受音乐影响（√）		
			节奏受音乐影响（ ）		
		力度	敲击充满力量（√）		
			敲击力度很小（ ）		

续表

		项目	具体分类		备注	综合说明
音乐能力评估	节奏	节奏模仿能力	完成节奏的复杂度	完整模仿简单节奏（√）	可以完成 4/4 ××××	
				完整模仿复杂节奏（ ）		
		节奏记忆能力	节奏记忆长度	1（√）2（ ）3（ ）4（ ）5（ ）6（ ）7（ ）8（ ）小节		
	旋律	歌唱的音准	完全准（ ）			优势：喜欢并能够演唱多首儿歌。劣势：在歌唱的时候不能保持音准，发音不清晰。
			部分准（√）			
			完全不准（ ）			
		歌唱完整性	唱整首儿歌（√）			
			唱某部分（ ）			
			哼唱整首旋律（ ）			
			哼唱某部分旋律（√）			
			没有发出声音（ ）			
		歌词清晰度	全部发音清晰（ ）			
			部分发音清晰（√）			
			发音全不清晰（ ）			
	其他	是否有特殊音乐行为	是（ ）否（√）			喜欢各种音乐活动。
		是否对某声音有不适反应	是（ ）否（√）			
		是否有特定的音乐喜好	是（ ）否（√）			

续表

	项目	具体分类	备注	综合说明
综合评价	评估结果综述	优势：欢欢喜欢音乐，在活动中可以主动与治疗师交流；情绪比较稳定，乐于尝试，主动参与。有运动的兴趣，对身体的运动有一定的控制能力，左侧肢体能力要强于右侧，可独立行走，蹲起站立的交替动作灵活。记忆力理解力俱佳，能够完整演唱多首儿歌，并能够模仿简单短小的节奏型。 劣势：欢欢语音不清晰，难以听懂；右侧肢体能力还是较弱，并比较回避用右侧肢体；注意力不集中，活动中容易走神和受到干扰；脾气急，对陌生成人还有恐惧感。		
	有哪些改善和提高	1. 肢体方面：欢欢的肢体能力在PT、手法治疗、音乐治疗的综合干预下有了很大的提高。 1）能够独立行走，且双脚的协调性增强，拓展了活动空间； 2）上肢动作上抓握能力和手部的控制能力增强； 3）可以完成独立脱鞋的动作。 2. 情绪和社交方面：欢欢更主动热情，和治疗师有更多的交流并且主动问候见到的小朋友。 3. 在音乐能力方面，欢欢可以更多地完成儿歌的演唱，可以完成非常简单的节奏模仿。 对于音乐活动的热情以及肢体运动能力的提升帮助他在活动中获得更多的成就体验，以及在活动中增强了秩序感和独立性。这些收获可以帮助他更好地面对新一阶段的训练和学习。		
	是否结案	否		

在近一年的治疗中，欢欢在独立性、主动性以及肢体运动能力方面有了明显的进步。家长的反馈：发现欢欢在家里会表现得更加活泼开朗，喜爱歌曲并积极运动。在接下来的治疗中，治疗师会着重加强欢欢的肢体协调性以及语言语音的清晰化等等。

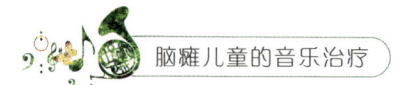

以上笔者为大家详细介绍了两名脑瘫儿童的音乐治疗案例。但是，文字毕竟有其局限性，音乐治疗的魅力也不可能仅靠文字来感受。希望读者们有机会能够亲身体验音乐治疗的过程，感受音乐的魅力。我们也十分欢迎大家有机会来我们的音乐治疗室进行体验、参观和交流。

附 件

附表 1：

儿童音乐治疗前调查问卷

儿童姓名：		性别：		年龄：		照片
家长姓名：		与儿童的关系：				
家庭住址：						
固定电话：		手机：				
电子邮箱：						
在读学校：						
紧急联系人：		电话：				
就诊医院：		主治医生：				
康复诊断症状：							
病因病史：							
具体症状（需要改善的问题）：							
有无某种发作：		发作原因：		发作频率：		
症状程度：轻度（ ） 中度（ ） 重度（ ）							
是否服药：		药名及服药时间：		是否有副作用：		
目前为止该儿童接受过哪些治疗方式，效果如何：							
该儿童的性格特征：开朗（ ） 内向（ ） 其他：							
该儿童有何爱好：							
该儿童的音乐经历（是否学过乐器、唱歌或参加过音乐类活动等）：							
是否喜欢音乐：				是否有特殊的音乐行为：			
喜欢的声音、音乐、儿歌、乐器：				不喜欢的声音、音乐、儿歌、乐器：			
您为何选择音乐治疗，您希望通过音乐治疗使该儿童的哪些方面得到改善和帮助：							

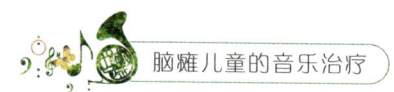

续表

您是否同意治疗师使用文字、声音、影像来记录治疗过程：同意（ ）不同意（ ）
您希望该儿童接受多长时间的音乐治疗：三个月（ ）半年（ ）一年（ ）更长（ ）
您决定治疗后能否坚持每次都来，避免间断及半途而废：能（ ）不能（ ）
儿童每周可参加音乐治疗的时间：
其他建议或要求：

十分感谢您的合作。此调查问卷将会得到妥善保存和管理，在未征得您同意前不会对外泄漏您的隐私。——北京市残疾人康复服务指导中心 心理康复科

附表2：

脑瘫儿童音乐治疗初步评估表

儿童姓名： 性别： 年龄：

障碍类别： 评估日期： 评估人：

评估次数：第（ ）次

	项目	是	否	备注	综合说明
语言能力评估	能控制说话音量	（ ）	（ ）		
	说话速度很快	（ ）	（ ）		
	说话时声音平稳	（ ）	（ ）		
	说话声调正确	（ ）	（ ）		
	发音清晰	（ ）	（ ）		
	口吃	（ ）	（ ）		
	自言自语	（ ）	（ ）		
	词不达意	（ ）	（ ）		
	其他				

续表

		项目（独立完成）	能	否	备注	综合说明
运动能力评估	粗大运动	站立	( )	( )		
		坐	( )	( )		
		行走	( )	( )		
		跑	( )	( )		
		跳	( )	( )		
		蹲	( )	( )		
		爬	( )	( )		
		单腿站立	( )	( )		
		跺脚	( )	( )		
		手臂伸展	( )	( )		
		其他				
	精细运动	项目	能	否	备注	
		抓握	( )	( )		
		拍手	( )	( )		
		敲打	( )	( )		
		手指捏物品	( )	( )		
		独立伸出手指	( )	( )		
		其他				
	协调能力	项目	是	否	备注	
		双手协调	( )	( )		
		双脚协调	( )	( )		
		手脚协调	( )	( )		
		其他				
儿童情绪情感评估		项目	是	否	备注	综合说明
		友好愉快	( )	( )		
		积极配合	( )	( )		

续表

	项目	是	否	备注	综合说明
儿童情绪情感评估	愤怒敌对	( )	( )		
	焦虑	( )	( )		
	恐惧	( )	( )		
	情绪稳定	( )	( )		
	被动	( )	( )		
	退缩	( )	( )		
	其他				

	项目	是	否	备注	综合说明
人际沟通能力评估	面对新伙伴或陌生人时很自然	( )	( )		
	关心他人	( )	( )		
	与人沟通时有对视	( )	( )		
	只与特定的某人沟通	( )	( )		
	能简单回答问题	( )	( )		
	有非语言沟通	( )	( )		
	能用语言表达需求	( )	( )		
	能够听从指令	( )	( )		
	其他				

		项目	是	否	备注	综合说明
认知能力评估	注意力	没有障碍	( )	( )		
		注意力不集中	( )	( )		
		其他				
		项目	是	否	备注	
	记忆力	没有障碍	( )	( )		
		记忆困难	( )	( )		
		记忆混乱	( )	( )		
		其他				

续表

		项目	是	否	备注	综合说明
认知能力评估	理解力	没有障碍	( )	( )		
		理解困难	( )	( )		
		其他				
音乐能力评估	节奏	项目	具体分类		备注	综合说明
		敲击方式	规律性	自由无固定模式（ ）		
				有固定模式（ ）		
			受影响度	节奏不受音乐影响（ ）		
				节奏受音乐影响（ ）		
			力度	敲击充满力量（ ）		
				敲击力度很小（ ）		
		节奏模仿能力	完成节奏的复杂度	完整模仿简单节奏（ ）		
				完整模仿复杂节奏（ ）		
		节奏记忆能力	节奏记忆长度	1（ ）2（ ）3（ ）4（ ）5（ ）6（ ）7（ ）8（ ）小节		

续表

	项目	具体分类	备注	综合说明
音乐能力评估	旋律	歌唱的音准	完全准（ ） 部分准（ ） 完全不准（ ）		
		歌唱完整性	唱整首儿歌歌词（ ） 唱某部分歌词（ ） 哼唱整首旋律（ ） 哼唱某部分旋律（ ） 没有发出声音（ ）		
		歌词清晰度	全部发音清晰（ ） 部分发音清晰（ ） 发音全不清晰（ ）		
	其他	是否有特殊音乐行为	是（ ）否（ ）		
		是否对某声音有不适反应	是（ ）否（ ）		
		是否有某种特定的音乐喜好	是（ ）否（ ）		
综合评价	积极资源				
	需要改善的领域				
	预定治疗目标				

北京市残疾人康复服务指导中心　心理康复科

附表 3-1：

个体音乐治疗方案

音乐治疗师： 日期： 是否录像：
辅助治疗师： 时间： 录像负责人：
陪同人员： 实施频率：

	儿童姓名：		病症：	第（ ）次治疗		地点：
治疗目标	长期目标 Goals（用"G"表示）					
	短期目标 Objective（用"O"表示）					
治疗方案	序号	活动名称		内容		备注
	1					
	2					
	3					
	4					
	5					
准备工作	类型	名称	数量	用于哪个活动		备注
	乐器					
	玩教具					
	其他设备					
	其他					

北京市残疾人康复服务指导中心 心理康复科

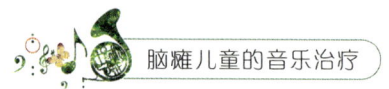
脑瘫儿童的音乐治疗

附表 3-2：

团体音乐治疗方案

音乐治疗师：　　　　　日期：　　　　　　　是否录像：

辅助治疗师：　　　　　时间：　　　　　　　录像负责人：

陪同人员：　　　　　　实施频率：

	组名：	病症：	第（　）次治疗	地点：
治疗目标	长期目标 Goals（用"G"表示）			
	短期目标 Objective（用"O"表示）			
治疗方案	序号	活动名称	内容	备注
	1			
	2			
	3			
	4			
	5			
	6			
准备工作	类型	名称	数量	用于哪个活动	备注
	乐器				
	玩教具				
	其他设备				
其他					

北京市残疾人康复服务指导中心　心理康复科

附表 4-1：

个体音乐治疗记录表

音乐治疗师：　　　　　　是否录像：　　　　　　日期：

辅助治疗师：　　　　　　录像负责人：　　　　　时间：

陪同人员：　　　　　　　地点：

	儿童姓名：		性别：	年龄：	第（　）次治疗	
入室状态						
活动内容	序号	活动名称	目的	内容	儿童的反应	
	1					
	2					
	3					
	4					
	5					
离室状态						
今日活动总结	儿童总体状态					
	目标完成情况	目标项目		是否完成		备注

续表

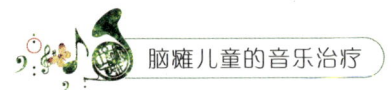

今日活动总结	治疗师的思考及感悟	目标项目	是否完成	备注
下次计划				

北京市残疾人康复服务指导中心　心理康复科

附表4-2：

团体音乐治疗记录表

音乐治疗师：　　　　是否录像：　　　　日期：

辅助治疗师：　　　　录像负责人：　　　时间：

陪同人员：　　　　　地点：

	组名：	第（　）次治疗		参加人数（　）人	
入室状态					
活动内容	序号	活动名称	目的	内容	儿童的反应
	1				
	2				
	3				
	4				
	5				

续表

	组名：		第（ ）次治疗		参加人数（ ）人
离室状态					
今日活动总结	儿童总体状态				
	目标完成情况	目标项目		是否完成	备注
	治疗师的思考及感悟				
下次计划					

北京市残疾人康复服务指导中心　心理康复科

附表5：

脑瘫儿童音乐治疗阶段性评估表

儿童姓名：　　　　　性别：　　　　　年龄：

障碍类别：　　　　　评估日期：　　　　评估人：

评估次数：第（ ）次

<table>
<tr><th colspan="2">项目</th><th>是</th><th>否</th><th>备注</th><th>综合说明</th></tr>
<tr><td rowspan="9">语言能力评估</td><td>能控制说话音量</td><td>（ ）</td><td>（ ）</td><td></td><td></td></tr>
<tr><td>说话速度很快</td><td>（ ）</td><td>（ ）</td><td></td><td></td></tr>
<tr><td>说话时声音平稳</td><td>（ ）</td><td>（ ）</td><td></td><td></td></tr>
<tr><td>说话声调正确</td><td>（ ）</td><td>（ ）</td><td></td><td></td></tr>
<tr><td>发音清晰</td><td>（ ）</td><td>（ ）</td><td></td><td></td></tr>
<tr><td>口吃</td><td>（ ）</td><td>（ ）</td><td></td><td></td></tr>
<tr><td>自言自语</td><td>（ ）</td><td>（ ）</td><td></td><td></td></tr>
<tr><td>词不达意</td><td>（ ）</td><td>（ ）</td><td></td><td></td></tr>
<tr><td>其他</td><td></td><td></td><td></td><td></td></tr>
<tr><th colspan="2">项目（独立完成）</th><th>能</th><th>否</th><th>备注</th><th>综合说明</th></tr>
<tr><td rowspan="11">运动能力评估</td><td>站立</td><td>（ ）</td><td>（ ）</td><td></td><td></td></tr>
<tr><td>坐</td><td>（ ）</td><td>（ ）</td><td></td><td></td></tr>
<tr><td>行走</td><td>（ ）</td><td>（ ）</td><td></td><td></td></tr>
<tr><td>跑</td><td>（ ）</td><td>（ ）</td><td></td><td></td></tr>
<tr><td>跳</td><td>（ ）</td><td>（ ）</td><td></td><td></td></tr>
<tr><td>蹲</td><td>（ ）</td><td>（ ）</td><td></td><td></td></tr>
<tr><td>爬</td><td>（ ）</td><td>（ ）</td><td></td><td></td></tr>
<tr><td>单腿站立</td><td>（ ）</td><td>（ ）</td><td></td><td></td></tr>
<tr><td>跺脚</td><td>（ ）</td><td>（ ）</td><td></td><td></td></tr>
<tr><td>手臂伸展</td><td>（ ）</td><td>（ ）</td><td></td><td></td></tr>
<tr><td>其他</td><td></td><td></td><td></td><td></td></tr>
</table>

（粗大运动）

续表

		项目（独立完成）	能	否	备注	综合说明
运动能力评估	精细运动	项目	能	否	备注	
		抓握	( )	( )		
		拍手	( )	( )		
		敲打	( )	( )		
		手指捏物品	( )	( )		
		独立伸出手指	( )	( )		
		其他				
	协调能力	项目	是	否	备注	
		双手协调	( )	( )		
		双脚协调	( )	( )		
		手脚协调	( )	( )		
		其他				
情绪情感评估		项目	是	否	备注	综合说明
		友好愉快	( )	( )		
		积极配合	( )	( )		
		愤怒敌对	( )	( )		
		焦虑	( )	( )		
		恐惧	( )	( )		
		情绪稳定	( )	( )		
		被动	( )	( )		
		退缩	( )	( )		
		其他				
人际沟通能力评估		项目	是	否	备注	综合说明
		面对新伙伴或陌生人时很自然	( )	( )		

续表

	项目	是	否	备注	综合说明
人际沟通能力评估	关心他人	( )	( )		
	与人沟通时有对视	( )	( )		
	只与特定的某人沟通	( )	( )		
	能简单回答问题	( )	( )		
	有非语言沟通	( )	( )		
	能用语言表达需求	( )	( )		
	能够听从指令	( )	( )		
	其他				

		项目	是	否	备注	综合说明
认知能力评估	注意力	没有障碍	( )	( )		
		注意力不集中	( )	( )		
		其他				
		项目	是	否	备注	综合说明
	记忆力	没有障碍	( )	( )		
		记忆困难	( )	( )		
		记忆混乱	( )	( )		
		其他				
		项目	是	否	备注	
	理解力	没有障碍	( )	( )		
		理解困难	( )	( )		
		其他				

		项目	具体分类	备注	综合说明
音乐能力评估	节奏	敲击方式	规律性	自由无固定模式 ( )		
				有固定模式 ( )		

续表

		项目	具体分类	备注	综合说明
音乐能力评估	节奏	敲击方式	受影响度	节奏不受音乐影响（　）		
				节奏受音乐影响（　）		
			力度	敲击充满力量（　）		
				敲击力度很小（　）		
		节奏模仿能力	完成节奏的复杂度	完整模仿简单节奏（　）		
				完整模仿复杂节奏（　）		
		节奏记忆能力	节奏记忆长度	1（　）2（　） 3（　）4（　） 5（　）6（　） 7（　）8（　） 小节		
	旋律	歌唱的音准	完全准（　）		
			部分准（　）		
			完全不准（　）		
		歌唱完整性	唱整首儿歌歌词（　）		
			唱某部分歌词（　）		
			哼唱整首旋律（　）		
			哼唱某部分旋律（　）		
			没有发出声音（　）		
		歌词清晰度	全部发音清晰（　）		
			部分发音清晰（　）		
			发音全不清晰（　）		

续表

	项目	具体分类	备注	综合说明
音乐能力评估	其他	是否有特殊音乐行为	是（ ）否（ ）		
		是否对某声音有不适反应	是（ ）否（ ）		
		是否有某种特定的音乐喜好	是（ ）否（ ）		
综合评价	评估结果综述			
	有哪些改善和提高			
	是否结案			

北京市残疾人康复服务指导中心　心理康复科

附表6：

个案报告发表出版知情同意书

我_____特此同意_____老师将我孩子_____的音乐治疗报告（包括资料收集表、个案评估表、音乐治疗方案和音乐治疗记录表）在《特殊儿童音乐治疗丛书》之《脑瘫儿童的音乐治疗》书籍中发表并出版。

经由_____老师的说明，我已了解以下事项：

1. 我明白本书作者以及出版社对于我孩子的个人资料将尽全力保密，我已阅读本书中涉及我孩子的内容，并确认本书中将不会出现我个人和我孩子的姓名、身份证号码、联系方式、住址等得以辨识出个人身份的特定资料。在个案报告中，孩子的姓名将以化名的方式呈现。

2. 我能够在发表前随时撤回我的同意，并且我的孩子的治疗权益不受到任何影响。但是一旦该治疗报告交付出版（印刷），则不能撤回此同意。

3. 我也了解，我将不必担负任何费用，也不会因此获得任何金钱或物质报酬。

家长签名：_____　　　　_____年_____月_____日

治疗师签名：_____　　　　_____年_____月_____日

主管领导签名：_____　　　_____年_____月_____日

　　　　　　　　　　　北京市残疾人康复服务指导中心
　　　　　　　　　　　二〇一五年_____月_____日

后　记

感谢您读到这里，如果这本《脑瘫儿童的音乐治疗》能够使您得到一些启发，我们将不胜荣幸和欣喜。同时也希望各位在阅读本书以及在进行临床实践的过程中，若发现任何需要完善和改进的地方，能够及时把您的宝贵建议和意见反馈给我们，以便我们能够对其进行修订和完善。

本书能够顺利完成，要感谢很多支持和帮助我们的人。首先要感谢北京市残疾人康复服务指导中心的各位领导为我们提供了一个良好的平台和硬件设施，保证了我们能够有这样的机会和条件进行脑瘫儿童的音乐治疗课题研究和临床实践。同时也感谢领导们对于我们打算用编写丛书的方式来总结音乐治疗经验的想法给予的大力支持。还要感谢中国音乐治疗学会的崔勇理事长，中国康复研究中心北京博爱医院儿童康复科吴卫红主任，北京高天音乐心理健康研究中心的高天主任、李冰副主任。四位音乐治疗专家百忙之中为我们审稿，不仅在专业方面为我们提出了宝贵意见，更是建议我们将这本书进行正式出版，让我们增强了信心，在此要特别感谢崔勇主

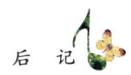
后 记

任及高天教授为本书写序。最后,感谢所有的家长对于我们音乐治疗工作的支持。

由于时间仓促,笔者能力和经验所限,书中若有疏漏不妥之处,恳请各位同行专家学者批评斧正,帮助我们进行改善和提高。

参考文献

1. 美国音乐治疗协会官方网 http：//www. musictherapy. org/about/quotes/

2. Kenneth E. Bruscia. *Defining Music Therapy*. Barcelona Publishers.

3. Danie J. Schneck and Dorita S. Berger. *The Music Effect – Music Physiology and Clinical Applications* publishers. 128 – 129.

4. Thaut, M. H. (2005). *Rhythm, Music, and the Brain*. New York & London：Taylor and Francis Group.

5. 村井靖儿. 音乐疗法的基础（日文版）. 音乐之友（出版）社，2005：51 – 53、59 – 61.

6. 中国脑性瘫痪康复指南. 中国康复医学杂志. 第30卷，第7期（2015）：749 – 750.

7. 戴淑凤. 刘振寰. 让脑瘫儿童拥有幸福人生——脑瘫儿童家庭康复指南（修订本）. 北京：中国妇女出版社，2013：3 – 5，11 – 12.

8. 陈洛婷．音乐治疗临床实务．全华图书股份有限公司，2014：58．

9. 王冰．音乐治疗活动手册．北京：中央民族大学出版社，2015：49．

图书在版编目（CIP）数据

脑瘫儿童的音乐治疗 / 王芳菲，唐瑶瑶编著 . --2 版 . -- 北京：华夏出版社有限公司，2022.1

（特殊儿童音乐治疗丛书）

ISBN 978-7-5222-0288-4

Ⅰ．①脑… Ⅱ．①王… ②唐… Ⅲ．①小儿疾病－脑瘫－音乐疗法 Ⅳ．① R748.09

中国版本图书馆 CIP 数据核字（2022）第 003452 号

脑瘫儿童的音乐治疗

主　　编	刘　洋
编　　著	王芳菲　唐瑶瑶
特约审稿	崔　勇　吴卫红　高　天　李　冰
插图制作	洪　睿
责任编辑	张　平
出版发行	华夏出版社有限公司
经　　销	新华书店
印　　刷	北京华宇信诺印刷有限公司
装　　订	北京华宇信诺印刷有限公司
版　　次	2022 年 1 月北京第 2 版 2022 年 1 月北京第 1 次印刷
开　　本	720mm×1030mm　1/16
印　　张	9.75
字　　数	100 千字
定　　价	49.00 元

华夏出版社有限公司　地址：北京市东直门外香河园北里 4 号　邮编：100028
网址：www.hxph.com.cn　　电话：（010）64618981
若发现本版图书有印装质量问题，请与我社营销中心联系调换。